全国医药类高职高专规划教材

人体解剖学与组织胚胎学实验及学习指导

主　编　胡华麟

苏州大学出版社

图书在版编目(CIP)数据

人体解剖学与组织胚胎学实验及学习指导/胡华麟主编. —苏州:苏州大学出版社, 2014.7
全国医药类高职高专规划教材
ISBN 978-7-5672-0996-1

Ⅰ.①人… Ⅱ.①胡… Ⅲ.①人体解剖学-高等职业教育-教学参考资料②人体组织学-人体胚胎学-高等职业教育-教学参考资料 Ⅳ.①R32

中国版本图书馆 CIP 数据核字(2014)第151765号

人体解剖学与组织胚胎学实验及学习指导

胡华麟 主编

责任编辑 倪 青

苏州大学出版社出版发行

(地址:苏州市十梓街1号 邮编:215006)

苏州恒久印务有限公司印装

(地址:苏州市友新路28号东侧 邮编:215128)

开本 787mm×1092mm 1/16 印张 12.5 字数 312 千

2014年7月第1版 2014年7月第1次印刷

ISBN 978-7-5672-0996-1 定价:25.00元

苏州大学版图书若有印装错误,本社负责调换

苏州大学出版社营销部 电话:0512-65225020

苏州大学出版社网址 http://www.sudapress.com

《人体解剖学与组织胚胎学实验及学习指导》

编　委　会

主　编　胡华麟

编　委　汪桂林　杨小四　杨元元

张玉平　史婷婷　杨林青

胡华麟　赵子林　朱卫兵

前 言

人体解剖学与组织胚胎学是研究正常人体形态结构及人体发生、发育规律的科学。它是医学院校各专业必修的基础医学课程。学习这门课程，要求系统地掌握人体器官的位置、形态、大体结构及微细结构、功能，并掌握人体发生、发育的基本规律，为学习其他医学基础课程和医学专业课程奠定基础。

为了适应高职高专医学教育发展和教学改革的需要，体现医学高职高专教育教学的特色，培养实用型医学专业人才，安庆医药高等专科学校组织本校教师编写了这本《人体解剖学与组织胚胎学实验及学习指导》辅助教材，供高职高专的临床医学、护理、康复等专业使用。

本辅助教材的编写以苏州大学出版社 2014 年出版的《人体解剖学》和《组织胚胎学》为参考教材，结合临床医学、护理等专业的执业资格考试要求，既坚持了内容的思想性、科学性、启发性、先进性、实用性，又体现了理论知识的“必需、够用”原则，同时强调“三基”，即基本理论、基本知识和基本技能。编写本书的目的在于，不仅让学生掌握牢固的人体解剖学与组织胚胎学的基础理论知识，而且强化实验观察学习的重要性，以利于学生掌握科学的思维方法，提高分析和解决问题的能力。本辅助教材共分三部分：人体解剖学实验指导部分包括 21 个实验；组织胚胎学实验指导部分包括 10 个实验；模拟试题部分包括 9 套试题，并附有参考答案。

本辅助教材中的人体解剖学实验指导部分的实验一至实验十九和模拟试题部分由胡华麟编写；人体解剖学实验指导部分的实验二十、实验二十一由汪桂林编写；组织胚胎学实验指导部分的实验一、实验二由杨小四编写，实验三、实验四由杨元元编写，实验五、实验六由张玉平编写，实验七、实验八由杨林青编写，实验九、实验十由史婷婷编写。本书由胡华麟主编。

本辅助教材难免有疏漏、错误之处，请广大师生批评、指正。

2014 年 5 月

目 录

第一部分 人体解剖学实验指导

第二部分 组织胚胎学实验指导

第三部分　模　拟　试　题

第一部分

人体解剖学实验指导

实验一　骨学总论、躯干骨

一、目的与要求

【掌握】骨的形态、构造和功能,椎骨的一般形态和各部椎骨的特征,胸骨角的概念和意义,躯干骨的骨性标志。

【熟悉】骨的化学成分和物理特性,肋骨的一般形态结构。

【了解】骨的发生和生长,成人骨的数目及分部。

二、实验教具

（一）标本

1. 标本:新鲜猪股骨、煅烧骨、脱钙骨。
2. 各类椎骨、肋骨若干。
3. 完整的骨性脊柱、12 对肋骨、完整的骨性胸廓。
4. 成人骨架。

（二）挂图

运动系统骨学全套挂图。

（三）活体骨

根据实验室条件选用。

三、实验内容与教学方法

（一）总论

学生分组观察,教师巡回指导。

1. 使用新鲜猪股骨标本观察骨的构造(骨膜、骨髓,红骨髓与黄骨髓的分布,骨膜与关节面的关系)。

2. 观察煅烧骨和脱钙骨,理解骨的成分(有机质与无机质的性质、特点)和骨的构造。

3. 在锯开的长骨上观察和识别骨密质、骨松质、骨小梁等结构。

4. 在成人骨架上观察和了解骨的分布和骨的形态。

(二) 躯干骨

学生以 2 人为一组进行分组观察,教师巡回辅导,并指导学生进行自身触摸。

1. 椎骨

(1) 观察椎骨的一般形态:椎体、椎弓、椎孔、椎弓根、椎弓板、椎上切迹、椎下切迹、上关节突、下关节突、横突、棘突。

(2) 观察各部椎骨的形态结构:

① 颈椎:椎体较小、呈椭圆形,椎孔较大、呈三角形,横突上有横突孔,棘突短、末端分叉。特殊颈椎的形态结构:仔细观察第 1、第 2、第 7 颈椎。

② 胸椎:观察胸椎椎体、椎弓、椎孔、棘突的一般形态(注意其大小、长短);其特殊结构为有上、下肋凹和横突肋凹。

③ 腰椎:椎体大、断面呈肾形,上、下关节突粗大,关节面几乎呈矢状位;棘突呈板状,水平后伸。

④ 骶骨:先分清方位(上、下、前、后),再辨认主要结构(骶前孔 4 对、骶后孔 4 对、骶正中嵴、骶管裂孔、骶角、耳状面、骶岬等)。

⑤ 尾骨:由 3 ~4 块退化的尾椎融合而成。

2. 肋骨

人体共有 12 对肋骨。

(1) 在骨性胸廓标本上观察肋骨的大体形态及其与脊柱的关系,确认真肋、假肋和浮肋。

(2) 观察游离肋骨的形态:辨认肋头、肋颈、肋结节、肋体、肋沟等。

(3) 观察特殊肋骨的形态:第 1 肋(扁宽而短,无肋角和肋沟,但有前斜角肌结节、锁骨下动脉沟、锁骨下静脉沟等)。

3. 胸骨

确认胸骨柄、胸骨体和剑突,寻找颈静脉切迹、锁切迹和胸骨角。

四、实验测试

(一) 随机抽几名学生在躯干骨标本上辨认以下结构:寰椎齿突凹、枢椎齿突、隆椎棘突、胸椎肋凹、椎间孔、椎上切迹、椎下切迹、骶岬、骶角、骶管裂孔、骶正中嵴、胸骨角、颈静脉切迹、肋头、肋结节、肋沟、肋弓和胸骨下角。

(二) 随机抽几名学生在活体上触摸以下骨性标志:颈静脉切迹、胸骨角、隆椎棘突、骶正中嵴、骶角、肋弓、肋间隙。

（三）练习题

1. 运动系统由＿＿＿＿＿＿＿、＿＿＿＿＿＿＿和＿＿＿＿＿＿＿组成。骨的构造包括＿＿＿＿＿＿、＿＿＿＿＿＿和＿＿＿＿＿＿三部分。骨髓分＿＿＿＿＿＿和＿＿＿＿＿＿两种。

2. 躯干骨包括＿＿＿＿＿、＿＿＿＿＿和＿＿＿＿＿。躯干骨借骨连结构成＿＿＿＿＿＿和＿＿＿＿＿＿。

3. 名词解释:胸骨角。

4. 骨按形态分哪几类？各类骨的形态特点和分布如何？

5. 骨的构造如何？

（四）填图

（1）

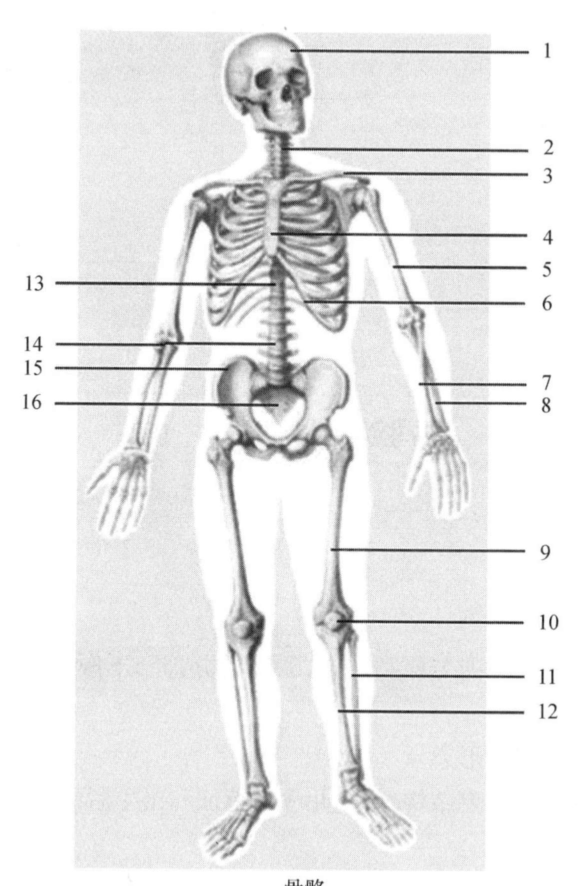

骨骼

1：＿＿＿＿＿＿	2：＿＿＿＿＿＿	3：＿＿＿＿＿＿	4：＿＿＿＿＿＿
5：＿＿＿＿＿＿	6：＿＿＿＿＿＿	7：＿＿＿＿＿＿	8：＿＿＿＿＿＿
9：＿＿＿＿＿＿	10：＿＿＿＿＿＿	11：＿＿＿＿＿＿	12：＿＿＿＿＿＿
13：＿＿＿＿＿＿	14：＿＿＿＿＿＿	15：＿＿＿＿＿＿	16：＿＿＿＿＿＿

(2)

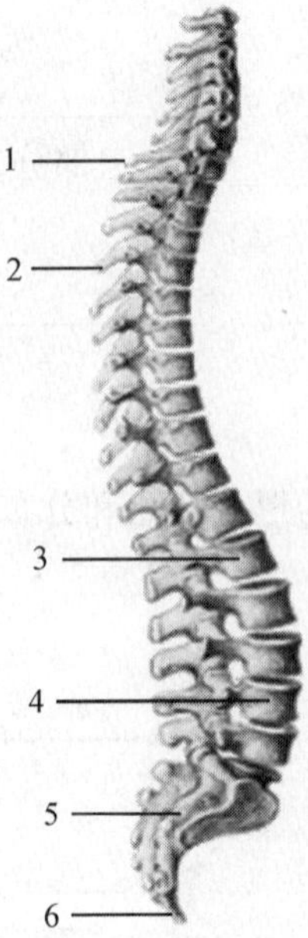

脊柱侧面观

1：___________　2：___________　3：___________　4：___________

5：___________　6：___________

实验二　颅　骨

一、目的与要求

【掌握】脑颅和面颅诸骨的名称和位置，颞骨的分部和下颌骨的形态结构，颅骨的骨性标志。

【熟悉】鼻旁窦的位置和形态。

【了解】颅骨整体观的主要结构，新生儿颅的特征和出生后的变化。

二、实验教具

（一）分离的脑颅骨、面颅骨标本和模型。

（二）完整的颅骨标本。

（三）经颅腔的水平切面标本。

（四）颅正中矢状切面标本。

（五）新生儿颅标本。

三、实验内容与教学方法

以学生观察和触摸为主，辅以教师示教和巡回指导。

（一）观察各颅骨的形态

在分离颅骨标本上辨认23块颅骨的形态及其位置，其中脑颅骨8块，面颅骨15块。重点观察下颌骨，其次是筛骨、蝶骨、颞骨、上颌骨、腭骨，再次是鼻骨、颧骨、泪骨、犁骨、舌骨等。

（二）观察颅的整体形态

1. 颅的顶面观

重点观察冠状缝、矢状缝、人字缝、顶结节、枕外隆凸等结构。

2. 颅的前面观

颅的前面包括额区、骨性眼眶、骨性鼻腔和骨性口腔，重点观察骨性眼眶和骨性鼻腔。确认额结节、眉弓、眶的四壁、眶上孔（或眶上切迹）、眶下孔、视神经管、眶上裂、眶下裂、泪囊窝、鼻中隔、上中下鼻甲、蝶筛隐窝、骨腭。

3. 颅底内面观

颅底的内面包括颅前窝、颅中窝和颅后窝三部分。在颅前窝内确认额嵴、鸡冠和筛板、筛孔，在颅中窝内确认垂体窝、视神经管、眶上裂、前床突、鞍背、后床突、破裂孔、颈动脉管内口、圆孔、卵圆孔、棘孔、脑膜中动脉沟、鼓室盖和三叉神经节压迹，在颅后窝内确认枕骨大孔、斜坡、舌下神经管内口、枕内隆凸、上矢状窦沟、横窦沟、乙状窦沟和内耳门等。

4. 颅底外面观

通过两侧关节结节的连线可将颅底外面分为前、后两区。在前区确认牙槽弓和骨腭，骨腭后方确认鼻后孔，翼突内、外板，卵圆孔和棘孔；在后区确认枕骨大孔、枕髁、舌下神经管外口、颈动脉管外口、茎突、茎乳孔、下颌关节结节、下颌窝及破裂孔等。

5. 颅的侧面观

在颧弓上方和后方确认颞窝处的上、下颞线，翼点，乳突和外耳门，并注意颞下窝的境界及颞窝和翼腭窝的交通，翼腭窝的位置及其与颞下窝、眶、颅中窝、骨性鼻腔及颅底的交通。

6. 观察新生儿颅的特点

新生儿的脑颅大于面颅，有颅囟，鼻旁窦不发达。

四、实验测试

（一）随机抽几名学生在颅骨标本上辨认以下结构：冠状缝，矢状缝，人字缝，翼点，外耳门，颧弓，泪囊窝，眶下孔，鼻中隔，上、中、下鼻甲，下颌角，乳突，筛板，筛孔，眶上裂，垂体窝，圆孔，卵圆孔，棘孔，内耳门，破裂孔，颈静脉孔，枕骨大孔，舌下神经管，横窦沟，乙状窦沟，鼻后孔，枕髁，骨腭，腭骨，颈动脉管外口，上颌窦，额窦，筛窦，蝶窦等。

（二）随机抽几名学生在活体上触摸以下结构：枕外隆凸、太阳穴、乳突、颧弓、眶上切迹

(或眶上孔)、下颌角。

(三) 练习题

1. 脑颅骨中成对的是__________、__________,不成对的是__________、__________、__________和__________。它们共同围成__________,支持并保护__________。

2. 颅底内面分三个窝,即__________、__________和__________。棘孔位于__________,颈静脉孔位于__________,筛孔位于__________。

3. 鼻旁窦包括__________、__________、__________和__________。

4. 名词解释:翼点。

5. 试述颞下颌关节的结构特点、运动形式和临床意义。

(四) 填图

(1)

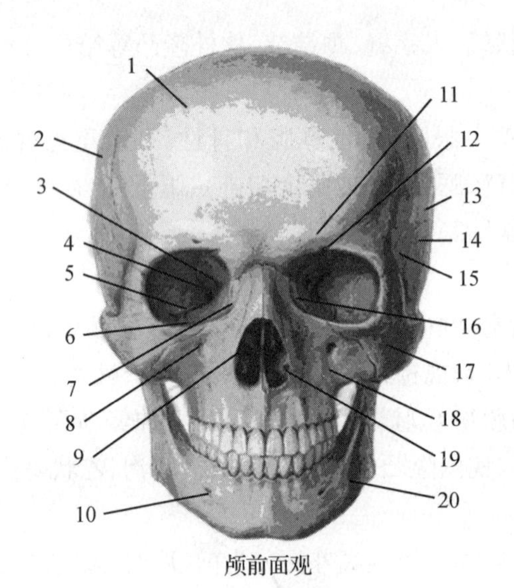

颅前面观

1:__________	2:__________	3:__________	4:__________
5:__________	6:__________	7:__________	8:__________
9:__________	10:__________	11:__________	12:__________
13:__________	14:__________	15:__________	16:__________
17:__________	18:__________	19:__________	20:__________

（2）

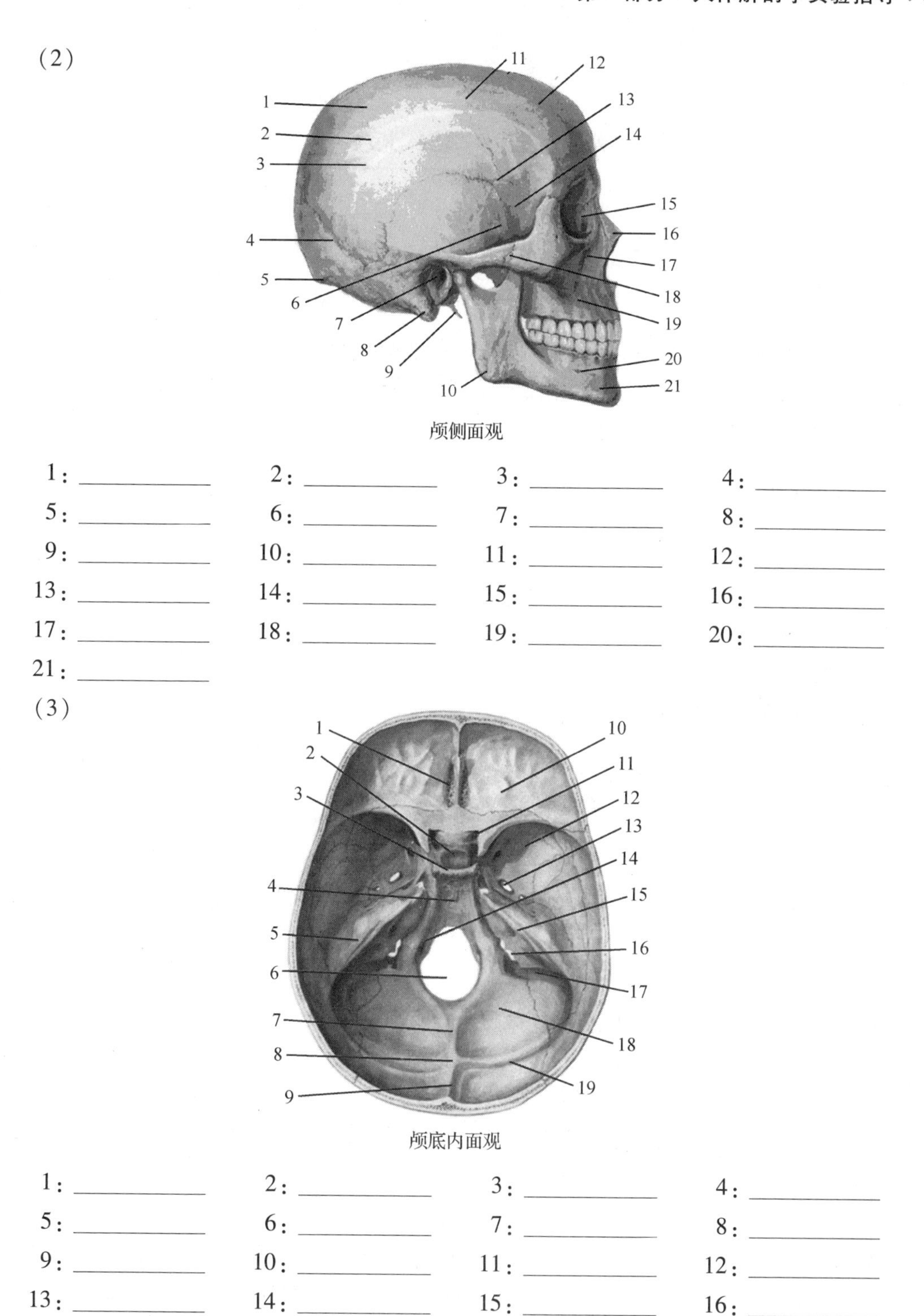

颅侧面观

1：__________　2：__________　3：__________　4：__________

5：__________　6：__________　7：__________　8：__________

9：__________　10：__________　11：__________　12：__________

13：__________　14：__________　15：__________　16：__________

17：__________　18：__________　19：__________　20：__________

21：__________

（3）

颅底内面观

1：__________　2：__________　3：__________　4：__________

5：__________　6：__________　7：__________　8：__________

9：__________　10：__________　11：__________　12：__________

13：__________　14：__________　15：__________　16：__________

17：__________　18：__________　19：__________

实验三 四肢骨

一、目的与要求

【掌握】肩胛骨、肱骨、前臂骨的一般形态和结构，手骨的分部和各骨的形态，髋骨、股骨、小腿骨的形态和结构，髌骨的位置，足骨的名称和位置关系，上、下肢骨的骨性标志。

【熟悉】腕骨的排列顺序和名称。

二、实验教具

（一）上、下肢骨游离标本若干。

（二）完整的骨盆标本。

（三）完整的全身骨骼标本。

三、实验内容与教学方法

对照实验指导，以学生观察、触摸为主，辅以教师示教和巡回指导。先在整体骨骼标本上比较上、下肢骨的数目、形态、大小等，然后逐个观察各肢骨的形态特点。

（一）观察上肢骨

上肢骨由上肢带骨（锁骨、肩胛骨）和自由上肢骨（肱骨、尺骨、桡骨、腕骨、掌骨、指骨）组成。

1. 锁骨

锁骨的两端分别被称为胸骨端和肩峰端。注意观察锁骨内、外两端，上、下两面的形态特点。

2. 肩胛骨

分清肩胛骨的前、后两面，确认肩胛下窝、肩胛冈、冈上窝、冈下窝、肩峰、喙突、肩胛切迹、关节盂、盂上结节、盂下结节等。

3. 肱骨

分清肱骨的上、下两端及前、后两面，确认肱骨头、解剖颈、大结节、小结节、结节间沟、外科颈、三角肌粗隆、桡神经沟、肱骨滑车、肱骨小头、冠突窝、桡窝、鹰嘴窝、外上髁、内上髁和尺神经沟。

4. 尺骨

分清上、下端和左、右侧，确认滑车切迹、鹰嘴、冠突、桡切迹、尺骨粗隆、尺骨头和尺骨茎突。

5. 桡骨

分清上、下端和左、右侧，确认桡骨头、桡骨头凹、桡骨颈、桡骨粗隆、骨间缘、桡骨茎突、尺切迹和腕关节面。

6. 腕骨

腕骨共有 8 块，注意它们的排列方式（舟、月、三、豆，大、小、头、钩）及各腕骨的大体形态。

7. 掌骨和指骨

确认各掌骨的底、体、头及各指骨的底、体和滑车的形态。

（二）观察下肢骨

下肢骨由下肢带骨（髋骨）和自由下肢骨（股骨、髌骨、胫骨、腓骨、跗骨、跖骨和趾骨）组成。

1. 髋骨

髋骨由髂骨、坐骨和耻骨融合而成。先分清三者的位置关系，然后寻认髂嵴、髂前上棘、髂后上棘、髂结节、髂前下棘、髂后下棘、髂窝、弓状线、坐骨棘、坐骨小切迹、坐骨大切迹、坐骨支、坐骨结节、耻骨上支、耻骨下支、耻骨梳、耻骨结节、耻骨联合面、髋臼窝和髋臼切迹等结构。

2. 股骨

先分清股骨上、下端和前、后面，再确认股骨头、股骨颈、大转子、小转子、转子间线、转子间嵴、粗线、臀肌粗隆、腘面、内侧髁、外侧髁、髁间窝、内上髁、外上髁和收肌结节等结构。

3. 髌骨

分清髌骨的前、后面，上、下部。

4. 胫骨

先分清胫骨上、下端和前、后面，再确认内侧髁、外侧髁、髁间隆起、腓关节面、胫骨粗隆、骨间缘、比目鱼肌线、内踝、腓切迹等结构。

5. 腓骨

确认腓骨头、腓骨颈、骨间缘和外踝。

6. 跗骨

跗骨共有 7 块，注意它们的排列方式（跟在下，距在上，距前舟，跟前骰，一二三楔外伴骰，三楔又在舟前头）。

7. 跖骨

跖骨共有 5 块，从内至外为第 1、第 2、第 3、第 4、第 5 跖骨，它们的底接跗骨、头接趾骨。

8. 趾骨

趾骨共有 14 块。

四、实验测试

（一）随机抽几名学生在四肢骨标本上辨认以下结构：肩胛冈、冈上窝、冈下窝、肩峰、喙突、肩胛切迹、关节盂,肱骨头、解剖颈、大结节、小结节、结节间沟、外科颈、三角肌粗隆、桡神经沟、肱骨滑车、肱骨小头、冠突窝、桡窝、鹰嘴窝、外上髁、内上髁和尺神经沟,滑车切迹、鹰嘴、冠突、桡切迹、尺骨粗隆、尺骨头、尺骨茎突,桡骨头、桡骨粗隆、骨间缘、桡骨茎突、尺切迹,髂嵴、髂前上棘、髂后上棘、髂结节、髂窝、弓状线、坐骨棘、坐骨小切迹、坐骨大切迹、坐骨支、坐骨结节、耻骨上支、耻骨下支、耻骨梳、耻骨结节、耻骨联合面、髋臼窝、髋臼切迹,股骨头、股骨颈、大转子、小转子、转子间线、转子间嵴、粗线、臀肌粗隆、腘面、股骨内侧髁、股骨外侧髁、髁间窝、内上髁、外上髁,胫骨内侧髁、胫骨外侧髁、髁间隆起、腓关节面、胫骨粗隆、骨间缘、内踝、腓切迹,腓骨头、腓骨颈、骨间缘和外踝。

(二) 随机抽几名学生在活体上触摸以下骨性标志:肩胛冈、肩峰、大结节、外上髁、内上髁,鹰嘴、尺骨茎突、桡骨茎突、髂嵴、髂前上棘、髂后上棘、髂结节、坐骨结节、耻骨结节、大转子、股骨内上髁、股骨外上髁、胫骨粗隆、内踝、腓骨头、外踝。

(三) 练习题

1. 自由上肢骨包括________、________和________及手部的________、__________和__________。

2. 髋骨的组成:幼年时包括三块骨,即____________、____________、____________借软骨相连,16 岁以后三者才融合为一体。

3. 骨盆的界线自后向前由__________、__________、____________、____________和__________依次连接而成。界线以上为____________,界线以下为____________。

4. 全身的主要骨性标志有哪些?

(四) 填图

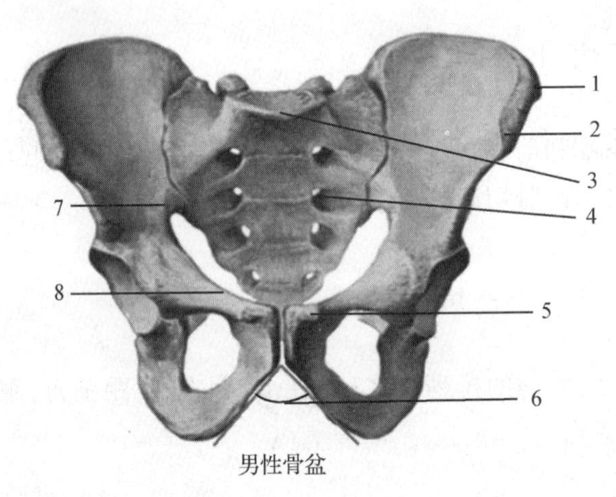

男性骨盆

1: ____________ 2: ____________ 3: ____________ 4: ____________

5: ____________ 6: ____________ 7: ____________ 8: ____________

实验四　关节学总论、躯干骨和颅骨的连结

一、目的与要求

【掌握】关节的基本结构、辅助装置和关节的运动，椎间盘的形态、结构、功能，脊柱整体观的形态、结构特点，颞下颌关节的形态、结构特点。

【熟悉】椎骨的韧带连结方式及其位置。

【了解】骨连结的概念和分类，椎骨的其他连结名称与形式，胸椎、胸骨、肋骨之间的连结，颅骨的纤维连结和软骨连结。

二、实验教具

（一）整体骨架。

（二）部分矢状切面的椎骨间连结标本。

（三）寰枢关节标本。

（四）肋椎连结标本。

（五）胸锁及胸肋关节标本。

（六）幼儿和成人的整颅及颞下颌关节标本。

三、实验内容与教学方法

以学生观察为主，辅以教师示教、巡回指导和课堂小结。先在整体骨骼标本上比较全身各部骨连结的不同，然后逐个观察椎骨间的连结，肋骨与胸骨、肋骨与胸椎的连结，颅盖与颅底的连结及下颌骨与颞骨的连结。

（一）关节学总论

由教师进行示教。

1. 纤维连结

纤维连结分韧带连结和缝连结两种。取部分矢状切面的椎骨间连结标本，观察相邻椎骨棘突间的棘间韧带及相邻椎弓板之间的黄韧带；取幼儿整颅标本，观察相邻顶骨间、顶骨与额骨间及顶骨与枕骨间的结缔组织，并与成人的矢状缝、冠状缝和人字缝进行比较。

2. 软骨和骨性连结

取幼儿整颅标本，观察蝶骨与枕骨间的透明软骨结合（蝶枕结合）；取幼儿骶骨标本，观察相邻骶椎间的纤维软骨连结。在成人整颅及骶骨标本上找到上述相应连结，比较有何区别，并理解骨性结合与暂时性软骨连结的关系。

3. 滑膜关节

(1) 关节的基本结构:在矢状切面的肩关节标本上辨认关节面、关节软骨和关节囊。注意关节囊的内层(滑膜层)较外层(纤维层)光滑。关节囊附着于关节软骨周缘,与关节软骨共同围成密闭的关节腔。

(2) 关节的辅助结构:在完整的膝关节标本上观察连于股骨外上髁与腓骨头间的腓侧副韧带及连于股骨内上髁与胫骨内侧髁的胫侧副韧带,两者均为囊外韧带;在切开的膝关节标本上观察位于关节囊内的前、后交叉韧带及内、外侧半月板;在矢状切面的膝关节标本上观察髌上囊、翼状襞;在切开关节囊的肩关节标本上观察关节唇。

(二) 躯干骨的连结

由教师辅导学生进行观察。

1. 椎骨间连结

在部分矢状切面的椎骨间连结标本上观察椎间盘(髓核、纤维环),前、后纵韧带,黄韧带,棘间韧带,棘上韧带,横突间韧带;在关节突关节标本上观察相邻椎骨间的关节突关节。

2. 肋椎间的连结

在显示肋椎关节的标本上观察肋头关节、肋横突关节。

3. 脊柱与颅的连结

在整体骨架上观察寰枕关节、寰枢关节。

4. 脊柱的整体观

参考教材,在活体上体会脊柱的各种运动形式。

5. 胸廓

先在胸锁关节及胸肋关节的标本上观察胸骨与肋骨之间的连结,注意第1肋、第2—7肋和第8—10肋及第11肋和第12肋的前端与胸骨间连结的不同(参考教材),然后在整体骨架上观察胸廓的构成及整体形态和运动。

(三) 颅骨的连结

1. 观察完整颅骨的连结

取整颅标本,观察各颅盖骨间的缝连结。

2. 观察颞下颌关节

在切开的颞下颌关节标本上观察颞下颌关节,注意其关节腔内的关节盘。

四、实验测试

(一) 随机抽几名学生在骨连结标本上辨认以下结构:直接连结和间接连结,关节面、关节软骨、关节囊、关节腔,关节唇、关节盘、韧带,椎间盘(纤维环、髓核)、前纵韧带、后纵韧带、棘上韧带、棘间韧带和黄韧带。

(二) 随机抽几名学生在标本上指出以下结构:脊柱的四个生理弯曲、胸廓的上口和下口、肋弓、胸骨下角。

（三）随机抽两名学生分别演示脊柱的运动和胸廓的运动。

（四）练习题

1. 关节的基本结构有______________、______________和____________。关节的辅助结构有____________、____________和____________。关节的运动形式有______________、______________、______________和______________。

2. 名词解释:关节腔。

3. 简述胸廓的构成、形态特点及功能。

4. 简述脊柱的构成、形态特点及运动。

（五）填图

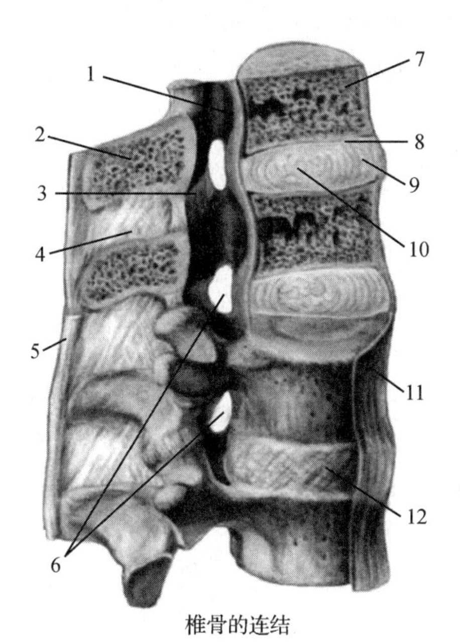

椎骨的连结

1：__________　2：__________　3：__________　4：__________

5：__________　6：__________　7：__________　8：__________

9：__________　10：__________　11：__________　12：__________

实验五　四肢骨的连结

一、目的与要求

【掌握】肩关节、肘关节、髋关节和膝关节的形态、结构特点和功能。

【熟悉】骨盆的构成、形态和骨盆的性别差异及骨盆的界线。

【了解】上肢骨、下肢骨其他连结的名称。

二、实验教具

（一）整体骨架。

（二）四肢的各游离关节标本。

（三）前臂骨间膜、小腿骨间膜标本。

三、实验内容与教学方法

对照实验指导，以学生观察为主，辅以教师示教、巡回指导和课堂小结。先在整体骨骼标本上比较上、下肢骨连结的不同，然后在四肢游离关节的标本上逐个观察上、下肢带骨的连结及自由上、下肢骨的连结。

（一）上肢骨的连结

由教师指导学生进行观察。

1. 胸锁关节

在锁骨与胸骨连结及其冠状切面标本上进行观察，在活体上体会它的运动。

2. 肩锁关节

在锁骨与肩胛骨连结标本上进行观察，注意其关节囊上、下方的韧带。

3. 肩关节

在肩部与臂部相连、暴露肩关节腔的标本上进行观察，注意关节囊的厚薄、囊内的肱二头肌长头腱及其周围的韧带，并在活体上体会肩关节的运动。

4. 肘关节

在肘关节的标本上进行观察，注意关节囊在前、后壁和内、外侧的不同及两侧的韧带，并观察桡骨头的环状关节面及其周围的骨纤维环，在活体上触摸肘后三角。

5. 前臂骨间膜

在尺、桡骨相连的标本上进行观察，注意其纤维的方向。体会前臂的旋前、旋后运动。

6. 腕关节

在前臂与手相连、暴露腕关节的标本上进行观察，注意关节窝和关节头的组成，关节囊的厚薄及其周围的韧带。

7. 腕骨间关节

各腕骨间结合牢固，不能做相对运动，常伴随桡腕关节一起运动。

8. 腕掌关节

在手冠状切面、暴露腕掌关节的标本上进行观察（重点观察拇指腕掌关节），注意体会它们各自的运动特点。

9. 掌指关节

在手的冠状切面标本上进行观察，注意关节囊的厚薄和前后的韧带，同时在活体上体会各掌指关节的运动特点。

10. 指间关节

在手的冠状切面、暴露指骨间关节的标本上进行观察，注意它们的关节囊及韧带，并体会各指间关节的运动特点。

（二）下肢骨的连结

由教师指导学生进行观察。

1. 骶髂关节

在一完整的骨盆及其连结标本上进行观察，注意关节面和关节囊的特点及囊前与囊后的韧带，同时注意骶髂关节结构相当牢固，活动度极小。

2. 韧带

在一完整的骨盆及其连结标本或模型上进行观察，可看到髂腰韧带、骶结节韧带、骶棘韧带和闭孔膜等结构。

3. 耻骨联合

在一完整的骨盆及其连结标本的前面进行观察，注意其中间的矢状位裂隙，耻骨联合上、下方的耻骨上韧带和耻骨弓韧带，同时观察并体会耻骨联合活动（甚微）。

4. 骨盆

在一完整的骨盆及其连结标本上观察骨盆的形态，注意骨盆界线（由骶岬、弓状线、耻骨梳、耻骨结节和耻骨联合上缘构成的环形线）的组成，大、小骨盆的形态特点，小骨盆的上、下口及耻骨下角等的性别差异。

在整体骨骼标本上观察骨盆：人体直立时，骨盆向前倾斜，骨盆上口平面与水平面构成约60°的角，此角即为骨盆倾斜度。因有此倾斜角存在，两侧髂前上棘与两侧耻骨结节在同一冠状面上；尾骨尖与耻骨联合上缘居同一水平面上。由骨盆上口中心点开始，向后下引一条与骶骨弯曲度略为一致的假设线到骨盆下口中心点，此线为骨盆轴。

5. 髋关节

在骨盆与股骨相连并暴露髋关节的标本上观察髋关节，注意关节囊厚度及紧张度，髋臼周缘有髋臼唇、髋臼横韧带，股骨头韧带及关节囊周围的韧带（髂股韧带、耻骨韧带、坐股韧带）。体会髋关节的运动，并与肩关节进行比较。

6. 膝关节

在股骨与胫腓骨相连并暴露膝关节的标本上观察膝关节，注意关节囊的厚薄、周围的韧带、囊内的交叉韧带、半月板、髌上囊等结构。体会膝关节的主要运动形式和运动范围。

7. 胫腓骨连结

在胫骨与腓骨相连的标本上进行观察,注意上端的胫腓关节,两骨相对缘间坚韧的小腿骨间膜和下端的胫腓骨的连结及其前、后韧带。

8. 距小腿关节(踝关节)

在胫腓骨与足相接并暴露距小腿关节的标本上观察跗骨间关节,注意关节囊附着于各关节面的周围,前、后壁薄而松弛,两侧有韧带加强。注意两侧韧带的强弱不同,同时体会踝关节的运动特点。

9. 跗骨间关节

在足的水平切面标本上观察跗骨间关节,包括距跟关节、距跟舟关节及跟骰关节,注意体会各跗骨间关节的运动甚微。

10. 跗跖关节

在足的水平切面标本上观察跗跖关节,包括骰跖关节和楔跖关节。

11. 跖骨间关节

在足的水平切面标本上观察跖骨间关节。注意跖骨间关节属平面关节,活动甚微。

12. 跖趾关节

在足的水平切面标本上进行观察,可见跖趾关节只能做轻微的屈伸和收展运动。

13. 趾骨间关节

在足的水平切面标本上进行观察,可发现趾骨间关节囊两侧有副韧带,该关节仅能做屈伸运动。

14. 足弓

在足骨完整连结的标本上观察足弓,包括内侧纵弓、外侧纵弓和横弓。

四、实验测试

(一) 随机抽几位学生在上肢骨的连结标本上找出以下关节:胸锁关节、肩关节、肘关节、桡腕关节、拇指腕掌关节、掌指关节、指间关节。

(二) 随机抽几位学生在下肢骨的连结标本上找出以下关节或韧带:骶髂关节、耻骨联合、骶结节韧带、骶棘韧带、髋关节、膝关节、踝关节、跖趾关节。

(三) 随机抽几位学生示范以下关节的运动形式:肩关节、肘关节、桡腕关节、指间关节、髋关节、膝关节、踝关节、跖趾关节和趾间关节。

(四) 练习题

1. 桡腕关节由__________、__________、__________、__________和__________构成,可做__________、__________、__________和__________运动。

2. 肘关节由__________、__________和__________构成,可做__________运动。

3. 名词解释:足弓。

4. 比较肩关节与髋关节的构成、结构特点及运动特点。

5. 男、女性骨盆的差别有哪些？

（五）填图

（1）

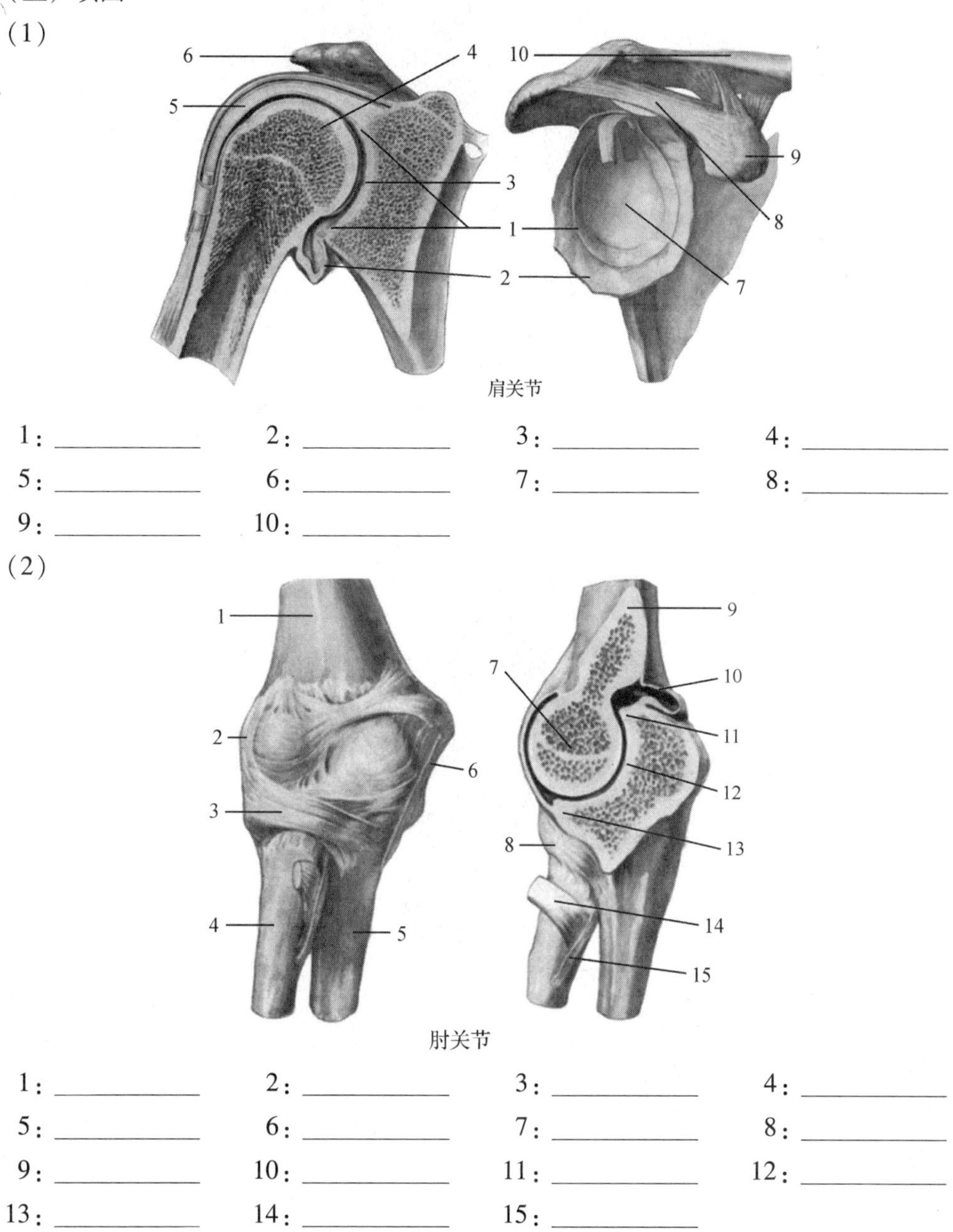

肩关节

1：________　　2：________　　3：________　　4：________

5：________　　6：________　　7：________　　8：________

9：________　　10：________

（2）

肘关节

1：________　　2：________　　3：________　　4：________

5：________　　6：________　　7：________　　8：________

9：________　　10：________　　11：________　　12：________

13：________　　14：________　　15：________

(3)

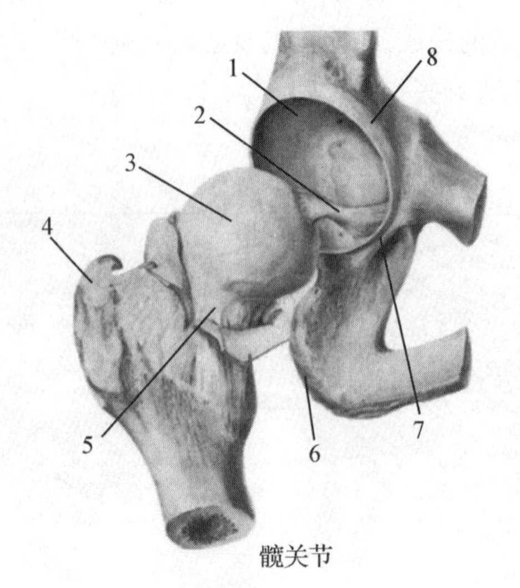

髋关节

1：________ 2：________ 3：________ 4：________

5：________ 6：________ 7：________ 8：________

(4)

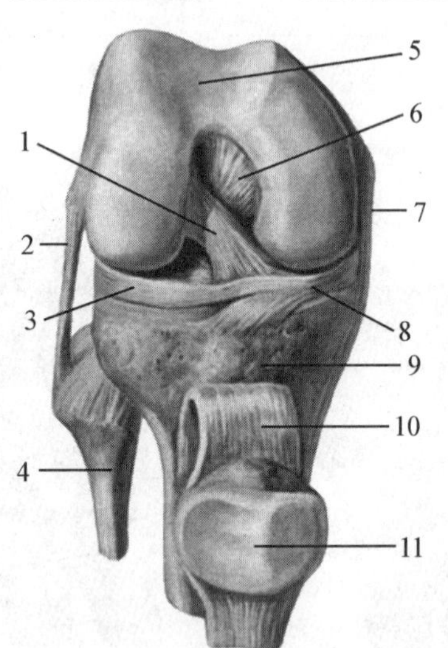

膝关节

1：________ 2：________ 3：________ 4：________

5：________ 6：________ 7：________ 8：________

9：________ 10：________ 11：________

实验六　肌概述、躯干肌

一、目的与要求

【掌握】肌的形态、分类及构造。

【熟悉】肌的辅助结构，起、止点的概念和命名原则，躯干肌的分群，各群肌的组成、名称和位置。

【了解】肌的配布规律，躯干肌腱膜所形成的结构。

二、实验教具

（一）去掉皮肤和浅筋膜的躯干肌标本。

（二）打开腹腔、去掉腹腔脏器的标本。

（三）显示腹肌层次的标本。

三、实验内容与教学方法

以学生观察为主，辅以教师示教、巡回指导和课堂小结。先在整体肌标本上观察肌腹和肌腱，并观察浅筋膜和深筋膜的位置和区别；后比较背肌、胸肌、腹肌的位置和不同；再逐一观察各躯干肌的位置、形态、起止点；最后观察膈肌的位置、形态和特殊结构。

（一）肌的构造

1. 基本结构

肌由肌腹（暗红色，有弹性）和肌腱（白色，无弹性）两部分构成。

2. 辅助结构

肌的辅助结构包括筋膜（浅筋膜和深筋膜）、滑膜囊和腱鞘。

（二）背肌

背肌分浅、中、深三层。浅层有斜方肌和背阔肌，中层有肩胛提肌和菱形肌，深层为竖脊肌。

1. 斜方肌

在项部和背上部的浅层，每侧有一三角形的阔肌，左、右两侧合在一起呈斜方形，即为斜方肌。该肌起自上项线、枕外隆凸、项韧带、第7颈椎和全部胸椎的棘突，上部的肌束斜向外下方，中部的平行向外，下部的斜向外上方，止于锁骨的外侧1/3、肩峰和肩胛冈。

2. 背阔肌

背阔肌为位于背的下半部及胸的后外侧浅层的一宽大扁肌，是全身最宽阔的肌肉。以腱膜起自下6个胸椎棘突、全部腰椎棘突、骶正中嵴及髂嵴后部,肌束向外上方集中,以扁腱止于肱骨小结节的结节间沟底。

3. 肩胛提肌

肩胛提肌位于斜方肌的深面,项部两侧,起自上4个颈椎横突,止于肩胛骨的上角。

4. 菱形肌

菱形肌位于斜方肌深面、背上部两侧,呈菱形,起自第6、7颈椎和第1—4胸椎的棘突,止于肩胛骨的内侧缘。

5. 竖脊肌

竖脊肌纵列于躯干背面脊柱两侧的沟内,起自骶骨背面和髂嵴的后部,向上分出3群肌束,沿途止于椎骨和肋骨,并到达颞骨乳突。

6. 胸腰筋膜

胸腰筋膜是分布在竖脊肌周围的筋膜,在腰部特别发达,筋膜明显增厚。

(三) 胸肌

胸肌包括胸上肢肌(胸大肌、胸小肌、前锯肌等)和胸固有肌(肋间外肌、肋间内肌)。

1. 胸大肌

胸大肌位于胸廓前壁浅层,呈扇形,宽而厚。起自锁骨的内侧半、胸骨和第1—6肋软骨等处,各部肌束聚合向外,以扁腱止于肱骨大结节嵴。

2. 胸小肌

胸小肌位于胸大肌深面,呈三角形。起自第3—5肋骨,向外上止于肩胛骨的喙突。

3. 前锯肌

前锯肌位于胸廓侧壁,以数个肌齿起自上8个或9个肋骨,肌束斜向上内方,经肩胛骨的前方止于肩胛骨内侧缘和下角。

4. 肋间外肌

肋间外肌位于肋间隙的浅层,起自肋骨下缘,肌束斜向前下,止于下一肋骨的上缘。其前部肌束仅达肋骨和肋软骨结合处,在肋软骨间隙处移行为肋间外膜。

5. 肋间内肌

肋间内肌位于肋间外肌的深面。其肌束方向与肋间外肌相交叉,前部肌束可达胸骨外侧缘,后部肌束只到肋角,此后为肋间内膜。

(四) 膈

在打开胸、腹壁并暴露膈肌的大体标本上观察膈。膈是位于胸、腹腔之间呈穹隆形的扁肌。膈构成胸腔的底和腹腔的顶。其肌束起自胸廓下口的周缘和腰椎前面,可分为3部:胸骨部起自剑突后面,肋部起自下6对肋骨和肋软骨,腰部以左、右两个膈脚起自上2~3个腰椎。各部肌束均止于中央的腱性结构,即中心腱。

膈上有3个裂孔:在第12胸椎前方左、右两个膈脚与脊柱之间有主动脉裂孔,其中有主动脉和胸导管通过;主动脉裂孔的左前方、约在第10胸椎水平有食管裂孔,孔内有食管和迷走神经通过;约平第8胸椎水平、在食管裂孔的右前上方的中心腱内有腔静脉孔,孔内有下腔静脉通过。

（五）腹肌

腹肌大多为阔肌，可分为腹前外侧壁肌和腹后壁肌两部分。

1. 腹外斜肌

腹外斜肌为一宽阔扁肌，位置表浅，起自下位8个肋骨的外面。其起始部呈锯齿状，肌束由外上斜向前下方，后部肌束向下止于髂嵴前部，上中部肌束向内移行于腱膜经腹直肌的前面，并参与构成腹直肌鞘的前层，至腹正中线终于白线。

观察腹外斜肌腱膜形成的特殊结构：在髂前上棘与耻骨结节之间有腹股沟韧带，在耻骨结节外上方有腹股沟管浅环（皮下环）。

2. 腹内斜肌

腹内斜肌为位于腹外斜肌深面的扁肌，起始于胸腰筋膜、髂嵴和腹股沟韧带的外侧1/2或1/3。其肌束呈扇形，后部肌束几乎垂直上升止于下位3个肋骨，大部分肌束向前上方以不同斜度扩散移行为腱膜，在腹直肌外侧缘分为前、后两层，并包裹腹直肌参与构成腹直肌鞘的前、后两层，在腹正中线终于白线。

观察腹内斜肌形成的特殊结构：联合肌腱（腹股沟镰）和提睾肌。

3. 腹横肌

腹横肌为位于腹内斜肌深面的较薄扁肌。此肌起自下位6个肋软骨的内面、胸腰筋膜和腹股沟韧带的外侧1/3，肌束横行向前，延续为腱膜。腱膜的上部与腹内斜肌腱膜后层愈合，经腹直肌后方至腹白线，下部则与腹内斜肌腱膜后层一起经腹直肌的前方止于腹白线，分别构成腹直肌鞘的后层和前层。腹横肌最下部肌束参与构成提睾肌。

4. 腹直肌

腹直肌位于腹前壁正中线的两侧，为一对上宽下窄的带形多腹肌，居腹直肌鞘内。该肌起自耻骨联合和耻骨嵴，肌束向上止于剑突和第5—7肋软骨的前面。肌的全长被3～4条横行的腱划分成多个肌腹，腱划与腹直肌鞘的前层紧密结合。在腹直肌的后面，腱划不明显，未与腹直肌鞘的后层愈合而游离。

5. 腹前外侧肌群形成的特殊结构

（1）腹直肌鞘：包裹腹直肌，分前、后两层。前层由腹外斜肌腱膜与腹内斜肌腱膜的前层愈合而成；后层由腹内斜肌腱膜后层与腹横肌腱膜愈合而成。打开腹直肌鞘前层，掀开腹直肌，可见脐下4～5 cm处鞘的后层缺如，游离的下缘呈凸向上的弧形线，为弓状线。在弓状线以下，腹直肌的深面为腹横筋膜。

（2）白线：位于腹前壁正中线上，介于左、右腹直肌鞘之间，由两侧的腹直肌鞘纤维彼此交织而成。

（3）腹股沟管：为腹股沟韧带内侧半上方的一长4～5 cm的斜行的肌间裂隙。在腹股沟管内，男性有精索、女性有子宫圆韧带通过。腹股沟管有两口、四壁：内口即腹股沟管深环，位于腹股沟韧带中点上方约1.5 cm处，为腹横筋膜向外的突出口；外口即腹股沟管浅环（皮下环），由腹外斜肌腱膜形成，居耻骨结节外上方。腹股沟管的前壁为腹外斜肌腱膜和部分腹内斜肌,后壁为腹横筋膜和联合腱,上壁为腹内斜肌和腹横肌的游离弓状下缘,下壁为腹股沟韧带。

(4) 海氏(腹股沟)三角:为位于腹前壁下部的三角形区域,由腹直肌外侧缘、腹股沟韧带上缘和腹壁下动脉内缘构成。

6. 腹肌后群

腹肌后群主要包括腰大肌和腰方肌。

四、实验测试

(一) 随机抽几位学生在胸、背部肌标本上找出以下结构:背阔肌、斜方肌、胸大肌、前锯肌、竖脊肌、肋间外肌和肋间内肌。

(二) 随机抽几位学生在腹肌、膈肌标本上找出以下结构:腹外斜肌、腹内斜肌、腹横肌、腹直肌、主动脉裂孔、食管裂孔、腔静脉孔。

(三) 随机抽几位学生在腹肌标本上指出以下结构:腹直肌鞘、白线、腹股沟韧带、腹股沟管浅环、腹股沟管深环。

(四) 练习题

1. 躯干肌包括__________、__________、__________、____________、__________和__________。

2. 参与呼吸的肌主要有____________、____________和____________等。

3. 名词解释:腹股沟管。

4. 简述膈的位置、分部、结构特点和功能。

实验七　头、颈肌与上肢肌

一、目的与要求

【掌握】头、颈肌的名称和位置。

【熟悉】上肢肌的分部、各部肌的分群,各群肌的组成、名称和位置。

二、实验教具

(一) 头、颈肌标本。

(二) 上肢肌标本。

三、实验内容与教学方法

对照实验指导,以学生观察为主,辅以教师示教和课堂小结。先在标本上比较头肌、颈肌、上肢肌的位置和不同,然后观察头肌、颈肌和上肢肌各肌的位置、形态、起止点。

(一) 头肌

头肌分面肌和咀嚼肌。

1. 面肌

面肌包括颅顶肌、眼轮匝肌和口周围肌。

(1) 颅顶肌:阔而薄,左、右各有1块枕额肌,两端为肌腹(前端位于额部皮下,为额腹;后端位于枕部皮下,为枕腹),中间为白色的帽状腱膜。

(2) 眼轮匝肌:位于眼裂周围,呈扁椭圆形。

(3) 口周围肌:位于口裂周围。呈环形的为口轮匝肌,呈辐射状的为提上唇肌、颧肌、笑肌、提口角肌、降口角肌和降下唇肌等。其中,颊肌位于颊部,位置较深,紧贴于颊部黏膜外,横位于上、下颌之间。

2. 咀嚼肌

咀嚼肌主要包括颞肌、咬肌、翼内肌和翼外肌。

(1) 颞肌:起自颞窝,肌束向下汇聚,经颧弓的深面止于下颌骨的冠突。

(2) 咬肌:位于下颌关节两侧,起自颧弓的下缘和内面,向后下止于下颌支和下颌角的外面。

(3) 翼内肌:位于颞下窝,起自翼突,向下外方止于下颌角的内面。

(4) 翼外肌:起于翼突,止于下颌颈。

(二) 颈肌

颈肌可分为颈浅肌群和颈深肌群。

1. 颈浅肌群

(1) 颈阔肌:位于颈前部两侧,为扁阔的皮肌。

(2) 胸锁乳突肌:斜列于颈部两侧,起自胸骨柄前面和锁骨的胸骨端,止于颞骨乳突。

(3) 二腹肌:位于下颌骨和舌骨之间,有前、后两腹。前腹起自下颌骨二腹肌窝,斜向后下方;后腹起自乳突内侧,斜向前下。两个肌腹以中间腱相连,中间腱借筋膜形成滑车系于舌骨。

(4) 下颌舌骨肌:位于二腹肌前腹的深部,起自下颌骨,止于舌骨。

(5) 茎突舌骨肌:位于二腹肌后腹之上,起自茎突,止于舌骨。

(6) 颏舌骨肌:位于下颌舌骨肌深面,起自颏棘,止于舌骨。

(7) 胸骨舌骨肌:位于胸骨和舌骨之间、颈部正中线两侧,浅层呈薄片带状。

(8) 肩胛舌骨肌:位于胸骨舌骨肌的外侧,为细长带状肌,有上、下腹和中间腱。

(9) 胸骨甲状肌:位于胸骨舌骨肌深面。

(10) 甲状舌骨肌:为小短肌,被胸骨舌骨肌遮盖,位于胸骨甲状肌的上方。

2. 颈深肌群

(1) 前斜角肌:位于颈外侧,起自颈椎横突,止于第1肋。

(2) 中斜角肌:位于颈外侧,起自颈椎横突,止于第1肋前斜角肌止点的后方。

(3) 后斜角肌:位于颈外侧中斜角肌后外侧,起自颈椎横突,止于第2肋。

(三) 上肢肌

上肢肌包括肩肌、臂肌、前臂肌和手肌。重点观察以下各肌结构:

1. 三角肌

三角肌位于肩部,呈三角形。该肌起自锁骨的外侧段、肩峰和肩胛冈,肌束从前、外、后包裹肩关节,向外下方集中,止于肱骨的三角肌粗隆。

2. 冈上肌

冈上肌位于斜方肌深面,居冈上窝内。该肌起自肩胛骨的冈上窝,肌束向外经肩峰和喙肩韧带的下方,跨肩关节止于肱骨大结节上部。

3. 冈下肌

冈下肌位于冈下窝内,起自冈下窝,向外经肩关节后面止于肱骨大结节中部。

4. 小圆肌

小圆肌位于冈下肌的下方,起自肩胛骨外侧缘2/3的背侧面,止于肱骨大结节下部。

5. 大圆肌

大圆肌位于小圆肌的下方,其下缘被背阔肌包绕。该肌起自肩胛骨下角的背侧面,肌束向外上方止于肱骨小结节嵴。

6. 肩胛下肌

肩胛下肌位于肩胛下窝内,起自肩胛下窝,肌束向上外经肩关节的前方止于肱骨小结节。

7. 肱二头肌

肱二头肌位于臂部,呈梭形,起端有两个头。长头居外侧,以长腱起自肩胛骨的盂上结节,通过肩关节囊,经结节间沟下降;短头居内侧,起自肩胛骨喙突。两个头在臂的下部合并,以一个腱止于桡骨粗隆。在肘窝前方,肱二头肌腱在止于桡骨粗隆前分出一扁薄的肱二头肌腱行向内下,与前臂深筋膜结合。

8. 喙肱肌

喙肱肌位于肱二头肌短头的后内方,起自肩胛骨喙突,止于肱骨中部的内侧。

9. 肱肌

肱肌位于肱二头肌下半部的深面,起自肱骨下半部的前面,止于尺骨粗隆。

10. 肱三头肌

肱三头肌位于臂后部,起端有三个头。长头居中,起自肩胛骨盂下结节,向下经大、小圆肌之间;内侧头在长头的内下方,起自桡神经沟以下的骨面;外侧头在长头的外上方,起自肱骨后面桡神经沟外上方的骨面。三个头向下会合成一个坚韧的腱,止于尺骨鹰嘴。

11. 前臂前群肌

在前臂前面观察,可见到4层肌肉。

第一层:有5块肌,自桡侧向尺侧依次为肱桡肌、旋前圆肌、桡侧腕屈肌、掌长肌、尺侧腕屈肌。

第二层:即指浅屈肌。

第三层:有 2 块肌,即位于桡侧的拇长屈肌和位于尺侧的指深屈肌。

第四层:即旋前方肌,位于尺桡骨下部前方,呈扁平四方形,起自尺骨,止于桡骨。

12. 前臂后群肌

前臂后群肌分浅、深两层。

(1) 浅层:有 5 块肌,自桡侧向尺侧依次为桡侧腕长伸肌、桡侧腕短伸肌、指伸肌、小指伸肌和尺侧腕伸肌。这 5 块肌以一个共同的肌腱起自肱骨外上髁,止点各不同。

(2) 深层:有 5 块肌,由外上向内下依次为旋后肌、拇长展肌、拇短伸肌、拇长伸肌和示指伸肌。

13. 手肌

手肌主要分布在手掌,可分为以下 3 群:

(1) 外侧群:形成鱼际的 4 块肌,包括拇短展肌(浅层外侧)、拇短屈肌(浅层内侧)、拇对掌肌(拇短展肌深方)、拇收肌(拇对掌肌的内侧)。

(2) 内侧群:形成小鱼际的 3 块肌,包括小指展肌(浅层内侧)、小指短屈肌(浅层外侧)、小指对掌肌(小指展肌和小指短屈肌的深方)。

(3) 中间群:包括 4 块蚓状肌和 7 块骨间肌。

四、实验测试

(一) 随机抽几位学生在头颈肌标本上找出以下结构:口轮匝肌、枕额肌、眼轮匝肌、胸锁乳突肌以及前、中、后斜角肌。

(二) 随机抽几位学生在上肢肌标本上找出以下结构:三角肌、肱二头肌、肱三头肌、肱桡肌、旋前圆肌、旋前方肌。

(三) 练习题

1. 头肌包括____________和____________两部分。颅顶肌主要有____________,咀嚼肌包括____________、____________、____________和____________。

2. 上肢肌包括____________、____________、____________和____________。

3. 屈肘关节的肌有____________、____________和____________。伸肘关节的肌有____________。

4. 运动肩关节的肌主要有哪些?

实验八　盆底肌与下肢肌

一、目的与要求

【熟悉】下肢肌的分部,各部肌的分群,各群肌的组成、名称和位置,以及盆底肌的名称、位置和作用。

二、实验教具

(一) 盆底肌标本和示盆底肌的模型。

(二) 下肢肌标本。

三、实验内容与教学方法

对照实验指导,以学生观察为主,辅以教师示教和课堂小结。先在盆部肌标本上观察各盆底肌的位置、形态。再在下肢肌标本上观察下肢各肌的位置、形态、起止点。重点观察臀肌、大腿肌、小腿肌的位置、形态和特殊结构。

(一) 盆底肌

盆底肌包括盆膈肌和会阴肌两部分。盆膈肌主要由肛提肌和尾骨肌构成。

1. 肛提肌

肛提肌为一对宽的薄肌,两侧会合成尖向下的漏斗形。该肌起自小骨盆侧壁,纤维向后下止于前列腺(阴道)、直肠壁和尾骨。

2. 尾骨肌

尾骨肌贴附于骶棘韧带内面,起自坐骨棘,呈扇形止于骶、尾骨侧缘。

3. 会阴肌

会阴肌分尿生殖三角肌和肛门三角肌两群。尿生殖三角肌的浅层有会阴浅横肌、球海绵体肌和坐骨海绵体肌,深层有会阴深横肌和尿道括约肌;肛门三角肌主要为肛门外括约肌。

(二) 髋肌

髋肌位于髋关节周围,数目较多。主要包括以下各肌:

1. 髂腰肌

髂腰肌由腰大肌、髂肌组成。腰大肌起自腰椎体两侧面和横突,肌束向外下方走行;髂肌起自髂窝,呈扇形。两肌向下相互结合,经腹股沟韧带深面和髋关节前内侧止于股骨小转子。

2. 阔筋膜张肌

阔筋膜张肌位于大腿上部前外侧,起自髂前上棘,肌腹在阔筋膜(位于大腿部的深筋膜)

两层之间向下移行于髂胫束，止于胫骨外侧髁。

3. 臀大肌

臀大肌位于臀部浅层，大而肥厚，起自髂骨翼外面和骶骨背面，肌束斜向下止于髂胫束和股骨的臀肌粗隆。

4. 臀中肌

臀中肌位于臀大肌的深面，为一块扇形肌。该肌起自髂翼外面，止于股骨大转子。

5. 臀小肌

臀小肌位于臀中肌深面（掀开臀中肌即可见到），呈扇形。该肌与臀中肌一样皆起自髂翼外面，肌束向下集中形成短腱，止于股骨大转子。

6. 梨状肌

梨状肌位于臀大肌深面、臀中肌的下方。该肌起自骨盆骶前孔的外侧，穿出坐骨大孔至臀部，止于股骨大转子。

7. 闭孔内肌

在骨盆正中矢状切面标本上（去掉盆内脏器及腹膜壁层）可见闭孔膜内侧有一块肌，即为闭孔内肌。此肌起自闭孔膜内面及其周围骨面，肌束向后集中成为肌腱，由坐骨小孔出盆腔转折向外止于转子窝。

8. 闭孔外肌

在骨盆与股骨相连的标本上可观察到该肌起自闭孔膜外面，经股骨颈后方止于转子窝。

（三）大腿肌

大腿肌分前群、内侧群和后群，逐一观察下列各肌：

1. 大腿前群肌

大腿前群肌包括缝匠肌和股四头肌。

（1）缝匠肌：为大腿前面的一条斜行的扁带状肌，起自髂前上棘，经大腿的前面转向内侧，止于胫骨上端的内侧面。

（2）股四头肌：位于大腿前面，有四个头，分别为股直肌、股内侧肌、股外侧肌和股中间肌。其中股直肌位于中部浅层，起自髂前下棘；股内侧肌、股外侧肌分居于股直肌的两侧，分别起自股骨粗线的内、外侧唇；股中间肌位于股直肌的深面，起自股骨体的前面。四个头向下形成一个强大的肌腱，包绕髌骨的前面和两侧，继而下延为髌韧带，止于胫骨粗隆。

2. 大腿内侧群肌

大腿内侧群肌共有 5 块，分三层排列。

（1）浅层：有 3 块肌，自外侧向内侧依次为耻骨肌、长收肌和股薄肌。

（2）中层：只有 1 块肌，为短收肌，在耻骨肌和长收肌的深面。

（3）深层：是 1 块大收肌，在短收肌的深方，为一宽而厚的三角形肌。

内侧群肌均起自闭孔周围的耻骨支、坐骨支和坐骨结节等骨面，除股薄肌止于胫骨上端的内侧以外，其他各肌都止于股骨粗线。

3. 大腿后群肌

大腿后群肌位于大腿后面，共有 3 块肌。

（1）外侧为股二头肌，有长、短两个头。长头起自坐骨结节，短头起自股骨粗线，两头合并后以长腱止于腓骨头。

（2）内侧分浅、深两部。浅部为半腱肌，肌腱细长，几乎占肌的一半，与股二头肌长头一同起自坐骨结节，止于胫骨上端的内侧；深部为半膜肌，以扁薄的腱膜起自坐骨结节，薄腱膜几乎占肌的一半，肌的下端以腱止于胫骨内侧髁的后面。

（四）小腿肌

小腿肌围绕在胫腓骨周围，分前群肌、外侧群肌和后群肌。

1. 小腿前群肌

小腿前群肌位于小腿前外侧，分浅、深两层。

（1）浅层：有2块肌，即位于内侧的胫骨前肌和外侧的趾长伸肌。

（2）深层：只有1块肌，为踇长伸肌。该肌位于胫骨前肌和趾长伸肌的深面，起自腓骨内侧面的中份和骨间膜，肌腱经足背止于踇趾远节趾骨底。

2. 小腿外侧群肌

小腿外侧群肌包括腓骨长肌和腓骨短肌，浅部为腓骨长肌，深部为腓骨短肌。两肌均起自腓骨的外侧面，腓骨长肌起点较高，并覆盖腓骨短肌。

3. 小腿后群肌

小腿后群肌分浅、深两层。

（1）浅层：为小腿三头肌。其中，两个头位置表浅，又称腓肠肌；另一个头位置较深，为比目鱼肌。腓肠肌的内、外侧两个头起自股骨内、外侧髁的骨面，两头会合，约在小腿中点移行为腱。比目鱼肌起自腓骨后面的上部和胫骨的比目鱼肌线。三个头会合，向下续为跟腱，止于跟骨。

（2）深层：有4块肌。其中1块在上方，为腘肌；另外3块在下方，居中的为胫骨后肌，内侧的为趾长屈肌，外侧的为踇长屈肌。

（五）足肌

足肌分足背肌和足底肌。

1. 足背肌

足背肌较弱小，主要有踇短伸肌和趾短伸肌。

2. 足底肌

足底肌分3群。

（1）内侧群：位于踇趾一侧，包括踇收肌、踇短屈肌和踇展肌。

（2）中间群：位于足底中部，主要有足底方肌、趾短屈肌、蚓状肌、骨间足底肌、骨间背侧肌。

（3）外侧群：位于小趾一侧，包括小趾展肌和小趾短屈肌。

四、实验测试

（一）随机抽6位学生在标本上找出以下结构：肛提肌、尾骨肌、会阴浅横肌、会阴深横肌、尿道括约肌、肛门外括约肌。

（二）随机抽12位学生在标本上找出以下结构：臀大肌、臀中肌、梨状肌、缝匠肌、股四头肌、股二头肌、半腱肌、半膜肌、腓肠肌、比目鱼肌、胫骨前肌、腓骨长肌和腓骨短肌。

（三）练习题

1. 髋关节的屈肌有＿＿＿＿＿＿、＿＿＿＿＿＿和＿＿＿＿＿＿。伸肌有＿＿＿＿＿＿、＿＿＿＿＿＿、＿＿＿＿＿＿和＿＿＿＿＿＿。旋外肌有＿＿＿＿＿＿、＿＿＿＿＿＿和＿＿＿＿＿＿。旋内外展肌有＿＿＿＿＿＿和＿＿＿＿＿＿。

2. 腘窝位于＿＿＿＿＿＿，呈＿＿＿＿＿＿形。上外侧界是＿＿＿＿＿＿，上内侧界是＿＿＿＿＿＿和＿＿＿＿＿＿，下外、下内侧界分别由＿＿＿＿＿＿和＿＿＿＿＿＿形成。

3. 名词解释：股三角。

4. 触摸全身的肌性标志。

（四）填图

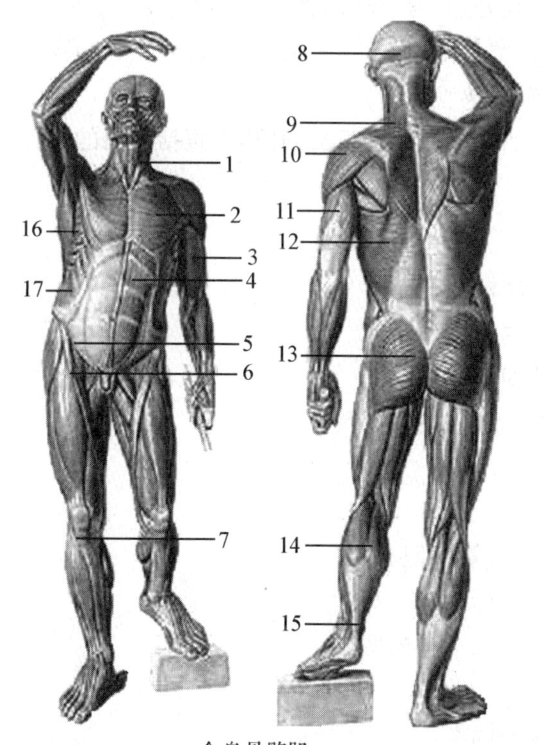

全身骨骼肌

1：＿＿＿＿＿＿　2：＿＿＿＿＿＿　3：＿＿＿＿＿＿　4：＿＿＿＿＿＿

5：＿＿＿＿＿＿　6：＿＿＿＿＿＿　7：＿＿＿＿＿＿　8：＿＿＿＿＿＿

9：＿＿＿＿＿＿　10：＿＿＿＿＿＿　11：＿＿＿＿＿＿　12：＿＿＿＿＿＿

13：＿＿＿＿＿＿　14：＿＿＿＿＿＿　15：＿＿＿＿＿＿　16：＿＿＿＿＿＿

17：＿＿＿＿＿＿

实验九　消化系统

一、目的与要求

【掌握】胸、腹部的标志线和腹部的分区，口腔腺的位置和开口部位，咽的位置、分部和交通，咽淋巴环的组成和作用，食管的位置、形态、分部及狭窄部位，胃的形态、位置、分部、毗邻关系，十二指肠的分部及各部的构造，空、回肠的区别，阑尾的位置及其根部的体表投影，回盲瓣的形态及作用，直肠和肛管的形态、位置和构造，肝的位置、形态，胆囊的位置、形态，输胆管道的组成、位置及连通关系。

【熟悉】口腔的组成和分部，唇、颊、腭的形态，舌的形态，舌黏膜的形态特点，颏舌肌的起止和作用，牙的形态、分类和排列方式，大肠的分部，盲肠和结肠的形态特点，肝、胆囊底的体表投影，胰的形态、位置和胰管的开口部位。

【了解】麦克尔憩室的位置和临床意义，肝胰壶腹括约肌的位置和作用。

二、实验教具

（一）口腔至直肠整体标本。

（二）各种牙齿的标本和模型。

（三）头部正中矢状切面标本。

（四）切开咽后壁的标本和模型。

（五）舌的标本和模型。

（六）3 对唾液腺模型。

（七）食管、主动脉与气管模型。

（八）胃整体及其剖面标本。

（九）胰和十二指肠的标本和模型。

（十）空、回肠标本。

（十一）盲肠与阑尾的标本。

（十二）直肠的标本和模型。

（十三）肝脏的标本和模型。

（十四）肝、十二指肠及胆道系统的标本。

三、实验内容与教学方法

（一）消化管

1. 口腔

（1）口腔的境界与分部

以两人为一组，分组观察活体口腔的境界和分部。

① 口腔境界：前壁与侧壁由上、下唇及颊组成。上唇中线有人中，上唇与颊之间有鼻唇沟。上壁由硬腭和软腭组成。硬腭占前2/3，由上颌骨的腭突及腭骨水平板构成，表面覆以黏膜；软腭占后1/3，其后部向下倾斜，称腭帆。腭帆的后缘游离，中央有一乳突状突起，称腭垂或悬雍垂。自腭帆向两侧各形成前后两条弓形皱襞，前方为腭舌弓，后方为腭咽弓。下壁由封闭口腔底的肌肉、黏膜和舌组成。

② 口腔的分部：口腔借上、下牙弓分为两部：口腔前庭位于牙弓与上、下唇之间，经口裂与外界相通；固有口腔位于牙弓的后内侧部，向后经咽峡通咽。

咽峡是由腭帆的游离缘、腭垂、两侧的腭舌弓和舌根共同围成的口腔通咽的狭窄之处，是口腔与咽的分界。

（2）牙

牙是人体最坚硬的器官，嵌于上、下颌骨的牙槽内。在人的一生中，先后有两套牙齿发生，分别称为乳牙和恒牙。其中恒牙可分为切牙、尖牙、前磨牙和磨牙4种。

分别观察各种牙的形态和构造。

（3）舌

舌为表面覆以黏膜的肌性器官。在模型上观察舌的形态和构造。

① 舌的形态：舌背面有呈“八”字形的界沟，沟后1/3为舌根，沟前2/3为舌体，舌体的前端为舌尖。舌腹面有舌系带、舌下阜、舌下襞。

② 舌的构造：舌为肌性器官，表面覆以黏膜。

舌肌（骨骼肌）：舌内肌的起止均在舌内，收缩时可改变舌的形状，有纵、横、垂直3种肌纤维方向。舌外肌起于舌外，止于舌内，收缩时可改变舌的位置。舌外肌包括舌骨舌肌、茎突舌肌和颏舌肌（重点注意颏舌肌及其作用）。

舌黏膜：活体的舌黏膜呈淡红色。舌根部的舌黏膜呈结节状，内含淋巴组织，称舌扁桃体。舌体部有众多的小突起，称舌乳头，如丝状乳头、菌状乳头、叶状乳头和界沟前方呈“八”字形排列、体积较大的轮廓乳头。

（4）口腔腺

在整体标本上观察3对口腔腺的形态、位置及导管开口部位。

① 腮腺：位于外耳道的前方和下方，咬肌的后缘及下颌后窝内，略呈三角形。腮腺管自腮腺前缘穿出，在颧弓下一横指处横过咬肌表面，穿颊肌开口平对上颌第2磨牙的颊黏膜。

② 下颌下腺：呈卵圆形，位于下颌骨体内面的下颌下腺凹内。其导管开口于舌下阜。

③ 舌下腺：位于口腔底舌下襞的深面。其小管开口于舌下襞，大管开口于舌下阜。

2. 咽

在头颈部正中矢状切面标本上观察咽的位置、分部及连通部位。

(1) 咽的位置

咽位于第1—6颈椎的前方,鼻腔、口腔和喉的后方,上附于颅底,下平第6颈椎下缘续食管。咽是消化道和呼吸道的共同通道。

(2) 咽的形态

咽是呈前后略扁、上宽下窄的漏斗形肌性管道。其前壁分别与鼻腔、口腔和喉腔相通。全长11~13 cm。

(3) 咽的分部

① 鼻咽:侧壁上有咽鼓管咽口、咽鼓管圆枕、咽隐窝。

② 口咽:由腭扁桃体、会厌谷构成。

③ 喉咽:由梨状隐窝构成。

(4) 咽淋巴环

咽淋巴环由舌扁桃体、腭扁桃体和咽扁桃体组成。注意了解咽淋巴环的功能及意义。

3. 食管

在标本上观察食管的位置、毗邻关系、分部。

(1) 位置

食管在第6颈椎下缘接咽,沿脊柱前方下降,穿过膈肌食管裂孔入腹腔,于第11胸椎左侧与胃的贲门相续。

(2) 形态

食管是呈前、后扁窄的肌性管道,为消化管最狭窄的部分,全长约25 cm。

(3) 分部与狭窄

食管全长可分为颈部、胸部和腹部三部分。有3处生理性狭窄:第一狭窄(颈狭窄)位于第6颈椎下缘,即食管的起始部,距中切牙约15 cm;第二狭窄(支气管狭窄)在与左主支气管交叉处,距中切牙约25 cm;第三狭窄(膈狭窄)在食管穿膈食管裂孔处,平第10胸椎水平,距中切牙约40 cm。

4. 胃

在整体标本上观察胃的位置及毗邻关系,在离体标本和模型上观察胃的形态、分部及胃壁的构造。

(1) 胃的位置与毗邻

胃大部分居左季肋区,小部分居腹上区。贲门居第11胸椎体左侧,幽门居第1腰椎体右侧。胃前壁右侧部邻肝左叶脏面;左侧部邻膈,并被左肋弓掩盖;中间部位于剑突下方与腹前壁相贴,该部是胃的触诊部位。胃后壁与胰、左肾、左肾上腺相邻。胃底与脾和膈相邻。

(2) 胃的形态与分部

胃的形态有前、后两壁,大、小两弯和上、下两口。胃的前、后两壁即胃前壁和胃后壁。胃小弯凹向右上方,其最低处称角切迹;胃大弯凸向左下方,较小弯长。胃上口(入口)称贲门，居第 11 胸椎体左侧，接食管；胃下口（出口）称幽门，居第 1 腰椎体右侧，连通十二指肠。

胃可分为贲门部、胃体、胃底和幽门部，其中幽门部又以中间沟为界分为幽门窦和幽门管。胃小弯和幽门部是溃疡和肿瘤的好发部位。

(3) 胃壁的构造

胃壁由 4 层构成。黏膜形成皱襞，在幽门和贲门处呈放射状排列，在小弯处形成 4～5 条较恒定的纵行皱襞，这些纵行皱襞之间的纵沟称胃道，食靡可沿这些胃道流入十二指肠。在幽门处，胃黏膜形成环行皱襞，称幽门瓣。幽门瓣有阻止胃内容物快速进入十二指肠的作用。黏膜下层疏松，富有血管、神经等。肌层较厚，由内斜、中环、外纵 3 层平滑肌组成，其中环行肌在幽门处增厚，形成幽门括约肌。最外层为浆膜。

5. 小肠

在整体标本上观察小肠的位置，在离体标本或模型上观察空、回肠的特点。

小肠是消化管中最长的一段，是消化吸收的主要场所。它上续胃的幽门，下接盲肠，全长 5～7m，可分为十二指肠、空肠和回肠三部分。

(1) 十二指肠

十二指肠呈"C"字形，环抱胰头，位于腹后壁，介于胃与空肠之间。十二指肠可分为上部、降部、水平部和升部四部。

① 上部：起自幽门，管壁较薄，其管腔面黏膜光滑无环状皱襞，称十二指肠球部。该部是溃疡好发的部位。

② 降部：在其后内侧壁上有十二指肠纵襞，其下端有十二指肠大乳头，是胆总管和胰导管的共同开口之处。有时在大乳头的上方可见十二指肠小乳头，是副胰管的开口。

③ 水平部：水平部横过下腔静脉、腹主动脉和第 3 腰椎，前面有肠系膜上动、静脉跨过。

④ 升部：最短，自第 3 腰椎体左侧斜向左上方，达第 2 腰椎体左侧急转向前下方，形成十二指肠空肠曲，移行为空肠。十二指肠空肠曲被十二指肠悬肌（又称 Treitz 韧带）连于右膈脚。十二指肠悬肌是手术中识别空肠起始部的标志。

(2) 空肠与回肠

空肠与回肠盘曲于由结肠围成的方框内，空肠主要居腹腔的左上部，回肠在腹腔的右下部。将空、回肠的区别填于表 1-1 中。

表 1-1　空、回肠的区别

项　目	空　肠	回　肠
位　置		
长　度		
管　壁		
管　径		
环状皱襞		
淋巴小结		
血管弓级数		
颜　色		

6. 大肠

在整体标本上观察大肠的位置、分部,盲、结肠的表面特征。在离体标本上观察直肠和肛管的形态、结构特点。

(1) 大肠的分部与形态特征

大肠是消化管的末端,全长约1.5 m,在右髂窝续于回肠,止于肛门。全长可分为盲肠、阑尾、结肠(升结肠、横结肠、降结肠、乙状结肠)、直肠和肛管五部分。其中盲肠和结肠表面具有结肠带、结肠袋和肠脂垂3种特征性结构。

(2) 盲肠

盲肠为大肠的起始部,长6~8 cm,居右髂窝内。在盲肠的内侧壁上有回盲口通回肠。在回盲口处,有上、下两片唇样黏膜皱襞,称回盲瓣。在回盲瓣的下方约2 cm处,有阑尾开口。

(3) 阑尾

阑尾为一长6~8 cm的蚓状突起,居右髂窝内,其根部连于盲肠的后内侧壁上的3条结肠带汇合处。由于3条结肠带全在阑尾根部集中,故可作为寻找阑尾的标志。阑尾的根部体表投影在右髂前上棘与脐连线的中、外1/3交界处,称McBurney点。阑尾远端游离,位置变化大。

(4) 结肠

结肠位于盲肠与直肠之间,整体呈方框状围绕在空、回肠周围。结肠可分为升结肠、横结肠、降结肠和乙状结肠四部分。

① 升结肠:是盲肠向上的延续部分,自右髂窝向上至肝门,向左转形成结肠右曲(又称肝曲)而移行为横结肠。升结肠借结缔组织贴于腹后壁,其活动性小。

② 横结肠:起自结肠右曲,横行向左,在脾的脏面下份处转折形成结肠左曲(又称脾曲),向下续于降结肠。横结肠全部被腹膜包被,并借其系膜固定于腹后壁,活动度大。

③ 降结肠:起自结肠左曲至左髂嵴处与乙状结肠相续。降结肠借结缔组织贴附于腹后壁,活动性小。

④ 乙状结肠:在左髂嵴处接降结肠,向下至第3骶椎平面处移行为直肠。乙状结肠由腹膜包被,并借其系膜固定于左髂窝和骨盆左后壁,具有一定的活动性。

(5) 直肠

直肠位于盆腔的后部、骶骨的前方。上端在第3骶椎前方接乙状结肠,沿骶尾骨前面下行,穿过盆膈移行为肛管,全长10~14 cm。直肠下部膨大,称直肠壶腹。直肠并非笔直,在矢状面上有两个弯曲,即骶曲(凸向后)和会阴曲(凸向前)。直肠表面无结肠带、肠脂垂和结肠袋。直肠腔面有3个直肠横襞,其中一个居直肠右壁,大而恒定,距肛门约7 cm,可作为直肠镜检查的定位标志。

(6) 肛管

肛管是直肠穿过盆膈后形成的,向下止于肛门,长约4 cm。肛管的腔面有肛柱、肛瓣、肛窦、齿状线、肛梳和白线等结构。以齿状线为界,齿状线以上与齿状线以下的上皮、神经、血管和淋巴回流均有差异。在肛门周围有肛门内、外括约肌环绕。肛门内括约肌属平滑肌,由肠壁的环行肌增厚而形成。肛门外括约肌属骨骼肌,可分为皮下部、浅部和深部三部。肛门外括约肌的浅部,深部,肛门内括约肌,直肠下部的纵行肌和肛提肌的耻骨直肠肌共同形成一围绕肛管的肌性环,称肛管直肠环。该环有括约肛门和控制排便的重要作用,手术时应防止其受损,以免造成大便失禁。

（二）消化腺

1. 肝脏

（1）肝脏的位置

在整体标本上观察肝脏的位置和毗邻关系。肝脏大部分居右季肋区和腹上区,小部分居左季肋区。注意观察上、下界的高度。

（2）肝脏的形态

在离体标本或模型上观察肝的形态和分叶。肝的形态近似呈楔形,活体呈红褐色,质软而脆。有两面四缘:膈面(上面)隆突,邻膈,有肝镰状韧带和冠状韧带附着,后部无腹膜覆盖区称肝裸区。脏面(下面),凹凸不平,有"H"形沟。右纵沟较宽,前半部称胆囊窝,容纳胆囊;后半部称腔静脉沟,有下腔静脉通过,在腔静脉的上部有左、中、右肝静脉通过,又称为第二肝门。左纵沟较窄,前部有肝圆韧带,后部有静脉韧带。横沟处有左、右肝管,肝门静脉、肝固有动脉、神经和淋巴管等出入,称为肝门。肝前下缘薄而锐利,右侧有胆囊切迹,左侧有肝圆韧带切迹;肝后缘较钝;肝左缘锐薄;肝右缘钝圆。

（3）肝的分叶

肝的膈面借肝镰状韧带分为肝右叶(厚而大)和肝左叶(薄而小)。肝的脏面借"H"形沟分为肝右叶、肝左叶、肝方叶和肝尾状叶。

2. 胆囊

在整体标本上观察胆囊的位置、形态及胆囊底的体表投影。胆囊位于肝右叶脏面右纵沟前部的胆囊窝内,呈梨形,可分为胆囊底、胆囊体、胆囊颈和胆囊管四部分。胆囊颈和胆囊管内的黏膜形成螺旋状皱襞,称螺旋襞,可控制胆汁的进出。胆囊底的体表投影在右锁骨中线与右肋弓交界处,是临床上胆囊触诊的部位。

3. 肝外胆道

在整体标本或离体标本上观察肝外胆道的行程及毗邻关系。

（1）肝外胆道的组成

肝外胆道包括左、右肝管,肝总管,胆囊管,肝总管与胆囊管汇合而成的胆总管及肝胰壶腹。

肝胰壶腹(Vater 壶腹):指胆总管与胰管汇合处形成的膨大部分,开口于十二指肠大乳头。

肝胰壶腹括约肌(Oddi 括约肌):指肝胰壶腹周围增厚的环行平滑肌。

（2）胆囊三角(Calot 三角)

由胆囊管、肝总管和肝脏面所围成的三角形区域,称为胆囊三角。胆囊动脉多经此三角到达胆囊,故胆囊手术时常在此三角内寻找并结扎胆囊动脉。

4. 胰腺

在整体标本或离体标本或模型上观察胰的形态、位置及毗邻关系。

胰位于胃的后方,横贴于腹后壁,相当于第1—2腰椎高度。胰可分为胰头、胰体、胰尾三部分。注意观察胰头与十二指肠、胆总管及肝门静脉的关系,以及胰尾与脾的关系。

四、实验测试

(一)随机抽几名同学在活体上指出肝的上、下界及胆囊底的体表投影,在活体上找出舌系带、舌下阜及阑尾根部的体表投影处,在标本上找出胃小弯、角切迹、幽门及十二指肠悬肌。

(二)练习题

1. 填空题

(1)在手术时识别幽门的标志是________________;识别空肠起始部的标志是________________;寻找胆囊动脉的标志是________________。

(2)食管的第三狭窄距切牙约________________;十二指肠大乳头距中切牙约________________。

2. 名词解释

(1)齿状线

(2)胆囊三角(Calot 三角)

(三)填图

(1)

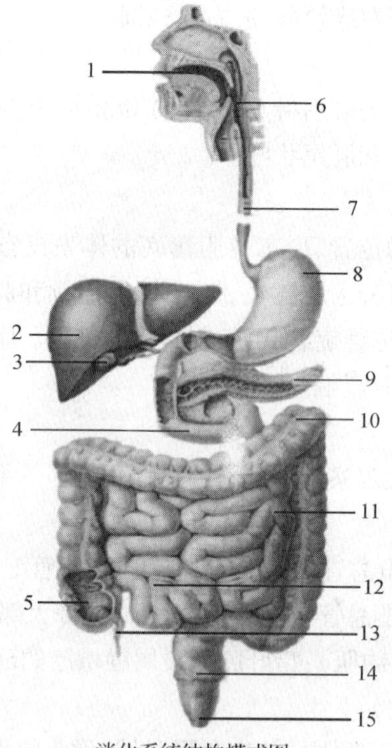

消化系统结构模式图

1:________ 2:________ 3:________ 4:________

5:________ 6:________ 7:________ 8:________

9:________ 10:________ 11:________ 12:________

13:________ 14:________ 15:________

（2）

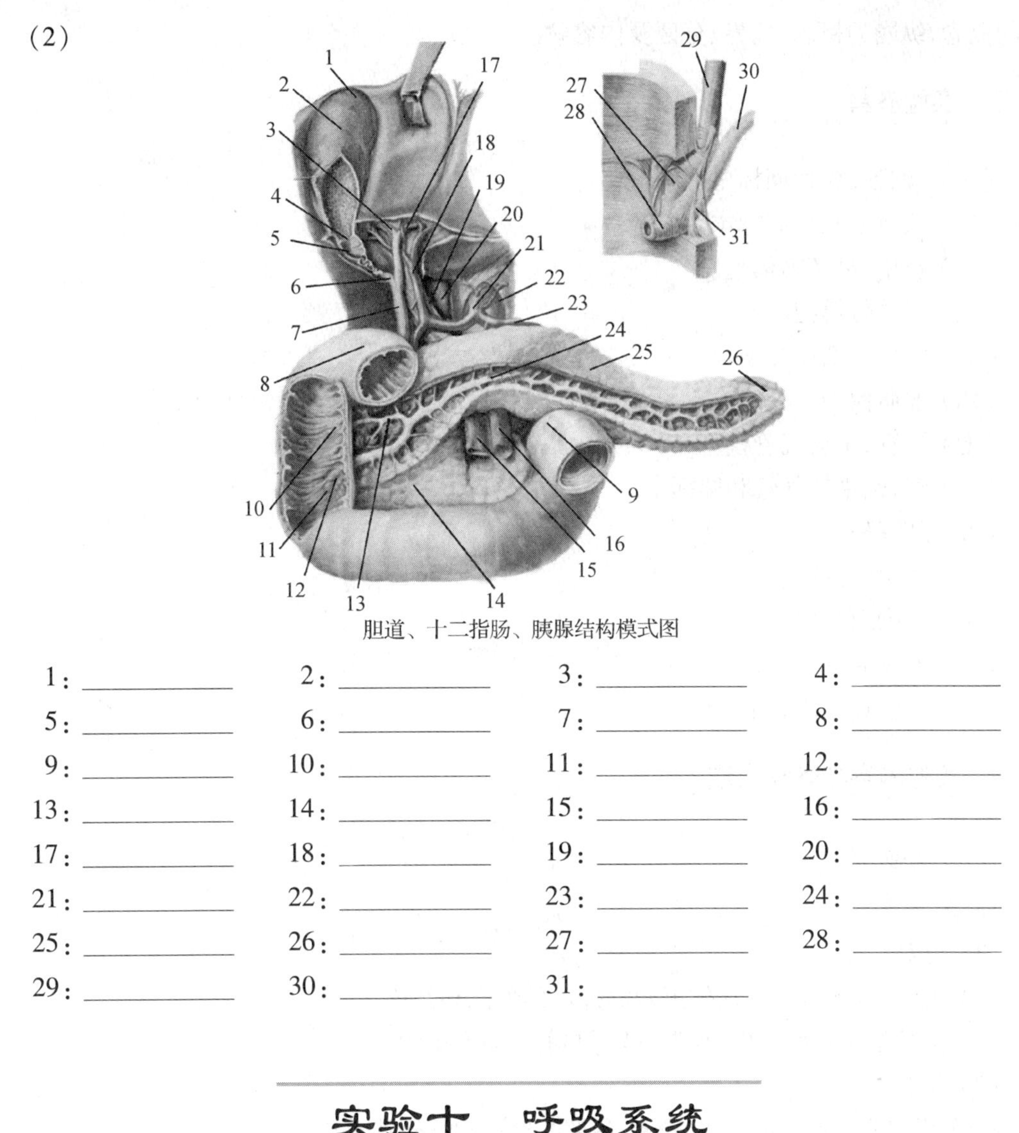

胆道、十二指肠、胰腺结构模式图

1：________	2：________	3：________	4：________
5：________	6：________	7：________	8：________
9：________	10：________	11：________	12：________
13：________	14：________	15：________	16：________
17：________	18：________	19：________	20：________
21：________	22：________	23：________	24：________
25：________	26：________	27：________	28：________
29：________	30：________	31：________	

实验十　呼吸系统

一、目的与要求

【掌握】呼吸系统的组成、功能，上、下呼吸道的概念，鼻旁窦的位置、开口部位，各窦的形态特点及其临床意义，喉的位置，喉软骨的名称、位置、形态，喉腔的形态结构，气管的组成、位置和分部，左、右主支气管的形态特征，肺的位置、形态和分叶，壁胸膜的分部，胸膜隐窝的概念及临床意义。

【熟悉】鼻腔的分部及各部的形态结构，肺和胸膜的体表投影，胸腔、胸膜及胸膜腔的概念。

【了解】鼻的形态和结构，喉的连结，喉肌及其功能，肺内支气管的分布特点，支气管肺段的概念,纵隔的概念、境界、分区及内容物。

二、实验教具

(一) 颅骨矢状切面标本。
(二) 头颈矢状切面标本。
(三) 鼻甲、鼻旁窦模型。
(四) 喉软骨模型。
(五) 喉矢状切面标本。
(六) 喉肌模型。
(七) 气管、主支气管模型。
(八) 气管、主支气管和肺标本。
(九) 肺模型。
(十) 透明肺模型。
(十一) 胸膜模型。
(十二) 纵隔模型。
(十三) 整具尸体标本。

三、实验内容与教学方法

(一) 呼吸道

1. 鼻

(1) 外鼻

以两人为一组,分组在活体上观察外鼻的形态和结构。

外鼻由鼻根、鼻背、鼻尖、鼻翼、鼻(前)孔、鼻唇沟构成。

(2) 鼻腔

在模型上观察鼻腔的分部、分区,各部的形态和结构特点。

鼻腔被鼻中隔分为左右两半,向前经鼻(前)孔与外界相通,向后以鼻后孔与鼻咽相通。每侧鼻腔以鼻阈为界,分为鼻前庭(注意上皮的结构特点)和固有鼻腔(注意外侧壁上的鼻甲、鼻道、鼻旁窦及鼻泪管的开口)。固有鼻腔的黏膜分呼吸区和嗅区(注意它们的位置和特点)。

(3) 鼻旁窦

在模型上观察鼻旁窦的位置、开口及结构特点,并在活体上注意它们的体表投影。

鼻旁窦包括额窦、蝶窦、上颌窦和筛窦,观察各鼻旁窦位置及开口,注意上颌窦的解剖学特点。

2. 咽

咽的位置、形态和分部(见消化系统)。

3. 喉

(1) 喉的位置、软骨及体表标志

在整具尸体标本上观察喉的位置、体表标志，并触摸自己的喉结，在模型上观察喉的软骨。

① 喉的位置：喉位于颈前部、喉咽的前方，向上借喉口通喉咽，向下与气管相续。

② 喉的软骨：喉的软骨有4种，即甲状软骨、环状软骨、杓状软骨和会厌软骨。环状软骨在喉的最下部，其前部低，称环状软骨弓；后部高而阔，称环状软骨板。环状软骨是呼吸道唯一完整的环行软骨。甲状软骨在环状软骨上方，注意观察它的左、右板，上、下角及喉结（男性明显）。会厌软骨在舌根后方，上宽下窄。杓状软骨是唯一成对的喉软骨，在环状软骨上方，有一尖、一底和两个突起（外侧为肌突、前方为声带突）。

③ 喉的体表标志：喉结，环状软骨弓（位于第6颈椎水平）。

（2）喉的连结

在模型上分别观察下述结构：

① 甲状舌骨膜：位于甲状软骨上缘与舌骨之间。

② 环甲关节：由甲状软骨下角与环状软骨板侧部的关节面构成。甲状软骨在额状轴上做前倾（紧张声带）和复位运动（松弛声带）。

③ 环杓关节：由杓状软骨底与环状软骨板上缘构成，杓状软骨沿垂直轴做旋转运动，使两侧声带靠近或分开。

④ 弹性圆锥：为位于甲状软骨前角后面、环状软骨上缘和杓状软骨声带突之间的弹性纤维膜。其上缘游离，叫声韧带，是构成声带的基础。弹性圆锥的前部增厚形成环甲正中韧带。

⑤ 环状软骨气管韧带：为连接环状软骨下缘与第1气管软骨环的韧带。

（3）喉肌

在模型上观察喉肌。喉肌是发音的动力装置。它可使声门裂开大或缩小，声带紧张或松弛（重点为环杓后肌、环杓侧肌和环甲肌的功能）。

（4）喉腔

在模型和离体标本上观察喉腔的形态结构及分部。

① 形态结构：由喉软骨、声带、纤维膜、喉肌及黏膜等构成喉壁。由喉壁围成的管形腔，称喉腔。上方借喉口开口于喉咽，向下通气管。

② 喉口：由会厌上缘、杓会厌襞及杓间切迹围成，朝向后上方，呼吸时开放，吞咽时关闭。

③ 两对皱襞：在喉腔的中部侧壁上有呈矢状位的黏膜皱襞，上方的一对为前庭襞，下方的一对为声襞。

④ 两个裂：指前庭裂（左、右前庭襞之间）和声门裂（左、右声襞与杓状软骨基底之间）。其中，声门裂分膜间部和软骨间部，是喉腔中最狭窄的部分。

⑤ 声带：由喉黏膜（声襞）、声韧带和声带肌组成。

⑥ 分部：喉腔以前庭裂和声门裂为界可分为三部分：前庭裂以上的部分为喉前庭；前庭裂与声门裂之间的部分为喉中间腔，其黏膜向两侧突出的部分为喉室；声门裂以下的部分为

声门下腔,该部黏膜组织疏松,炎症时易引起水肿,可致呼吸困难。

4. 气管与主支气管

在模型和标本上观察气管的位置、构造和主支气管的形态结构特点。

(1) 气管

气管位于食管的前方,上端起自环状软骨,下端至胸骨角高度分左、右主支气管,分叉处称气管杈(在气管杈内面有一隆起,称气管隆嵴,是支气管镜检查时的重要标志)。气管由气管软骨、平滑肌纤维和结缔组织构成。气管软骨呈"C"形,缺口向后,被膜壁封闭。

(2) 主支气管

左、右主支气管的形态结构特点比较见表1-2。

表1-2 左、右主支气管的形态结构特点比较

	左主支气管	右主支气管
粗细及长短	细长,长4~5 cm,外径0.9~1.4 cm。	粗短,长2~3 cm,外径1.2~1.5 cm。
倾斜度	较倾斜,与气管中轴延长线的夹角为35°~40°。	较陡峭,与气管中轴延长线的夹角为22°~25°。

临床意义:由于右主支气管的形态结构特点,气管内异物易坠入右主支气管,行支气管镜检查或气管插管时右主支气管较易于置入。

(二) 肺

1. 肺的位置、形态和分叶

在整具尸体标本、离体肺标本和模型上观察肺的位置、形态及分叶。

(1) 位置

肺位于胸腔内、纵隔两侧膈的上方,左、右各一。

(2) 形态

肺呈半圆锥形,可分为一尖、一底、两面、三缘。肺尖突向颈根部,高出锁骨内侧1/3上方2~3 cm。肺底向上凹陷、与膈相邻,又称膈面。肋面圆凸、宽广,与肋和肋间隙相邻;内侧面又称纵隔面,与纵隔相邻,中部有一凹陷,称肺门,是支气管、肺血管、淋巴管及神经等的出入处。上述结构被结缔组织包绕构成肺根(注意肺动、静脉及支气管在左、右肺根内的排列顺序不同)。三缘:前缘锐利(左肺前缘有心切迹和左肺小舌),后缘圆钝,下缘锐利。

(3) 分叶

左肺借斜裂分为上、下两叶,右肺借斜裂和水平裂(右肺副裂)分为上、中、下三叶。

2. 支气管肺段(肺段)的概念

在模型上观察肺段的组成。每一肺段支气管及其分支和它们所属的肺组织被称为一个支气管肺段(简称肺段)。肺段呈圆锥形,尖向肺门,底向肺的表面。右肺被分为10段,左肺被分为8段(或9段、10段)。

(三) 胸膜

1. 胸腔、胸膜腔及胸膜

在标本上进行观察,注意比较胸腔、胸膜及胸膜腔。

（1）胸腔

胸腔由胸廓与膈围成。

（2）胸膜

覆盖在肺表面、胸廓内表面、膈上面及纵隔两侧的浆膜被称为胸膜。其中，覆盖在肺表面的为脏胸膜，覆盖在胸廓内表面、膈上面及纵隔两侧的为壁胸膜。

（3）胸膜腔

脏胸膜和壁胸膜在肺根处互相延续，在两肺周围分别形成一个封闭的腔，称为胸膜腔。胸膜腔内呈负压，仅含少量的浆液。

2. 壁胸膜的分部及胸膜隐窝

在标本和模型上观察壁胸膜的分部及胸膜隐窝（主要是肋膈隐窝）。

（1）分部

壁胸膜依其衬覆的部位不同，可分为四部分：胸膜顶、膈胸膜、肋胸膜、纵隔胸膜。

纵隔胸膜贴在纵隔两侧，中部包绕肺根后移行于脏胸膜，在肺根下方前、后两层相贴构成肺韧带，连于纵隔和肺之间，对肺有固定作用。

胸膜顶包在肺尖上方，其最高点可高出锁骨内侧 1/3 上方 2 ~ 3 cm。

（2）胸膜隐窝

在壁胸膜各部分互相转折处形成的较大间隙，称为胸膜隐窝（在深吸气时，肺缘也不能完全伸入其内）。其中最重要的为肋膈隐窝。肋膈隐窝位于肋胸膜与膈胸膜的转折处，左、右各一，最大，位置最低。胸膜炎有渗出时，液体首先积聚于肋膈隐窝。

3. 胸膜与肺的体表投影

在标本上注意观察肺的体表投影。胸膜和肺的体表投影有前界（左、右不同）、下界。

（四）纵隔

在模型上观察纵隔的分部及其内容物，并结合标本进行辨认。

1. 概念

纵隔是指两侧纵隔胸膜间的脏器及结缔组织的总称。

2. 分部

通过胸骨角和第 4 胸椎下缘水平面，可将纵隔分为上部的上纵隔和下部的下纵隔；后者又以心包为界分成前、中、后纵隔三部分。

3. 内容物

上纵隔的内容物包括胸腺或胸腺剩件、左右头臂静脉、上腔静脉、左右膈神经、迷走神经、喉返神经、主动脉弓及其三大分支、食管、气管和淋巴结等。前纵隔包括胸腺的下部（部分胸腺遗迹）、纵隔前淋巴结、胸廓内血管及疏松结缔组织等。中纵隔包括心包、心脏及出入心脏的大血管根部、奇静脉弓、膈神经、心包膈血管及淋巴结等。后纵隔包括左右主支气管、食管、胸主动脉、胸导管、奇静脉、半奇静脉、交感干及淋巴结等。

四、实验测试

（一）随机抽几名学生在活体或标本及模型上找出以下结构：鼻翼、鼻唇沟、上颌窦、甲状软骨、喉结、会厌软骨、前庭襞、声襞、喉室、气管杈、肺尖、肺底、肺门、斜裂、水平裂、肋膈隐窝。

（二）练习题

1. 填空题

（1）鼻旁窦包括__________、__________、__________和__________。

（2）临床上气管内异物易坠入________主支气管。

2. 名词解释

（1）肺门

（2）肋膈隐窝

（三）填图

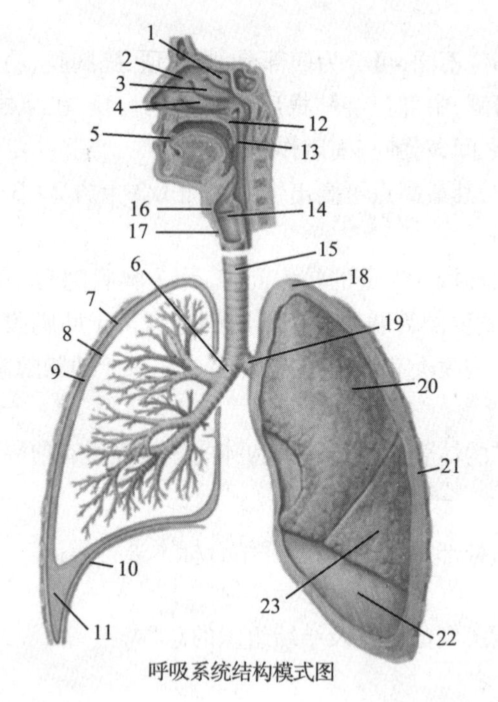

呼吸系统结构模式图

1：__________	2：__________	3：__________	4：__________
5：__________	6：__________	7：__________	8：__________
9：__________	10：__________	11：__________	12：__________
13：__________	14：__________	15：__________	16：__________
17：__________	18：__________	19：__________	20：__________
21：__________	22：__________	23：__________	

实验十一　泌尿、生殖系统和腹膜

一、目的与要求

【掌握】肾的形态、位置，肾的剖面结构，输尿管的狭窄部位及其临床意义，膀胱的形态、位置，膀胱三角的概念，输精管的形态特点、行程、分部，男性结扎的部位，男性尿道的行程、分部、狭窄和弯曲及其临床意义，输卵管的位置、分部及各部的形态结构，女性结扎的部位，子宫的形态、位置、毗邻关系及其固定装置，腹膜与脏器的关系，腹膜形成的结构，大网膜、小网膜、网膜孔、网膜囊的位置及其组成，小网膜的分部及其临床意义，腹膜陷凹的位置及其临床意义。

【熟悉】肾的被膜及肾的固定，输尿管的形态、位置及分部，膀胱毗邻及其与腹膜的关系，女性尿道的行径、开口部位及形态特点，睾丸的位置、形态及内部结构，附睾的形态、位置，前列腺的形态、位置及毗邻，卵巢的形态、位置，阴道的位置、形态和毗邻，女性乳房的形态、位置和构造特点及其临床意义，腹膜与腹膜腔的概念，腹膜的功能。

【了解】射精管的形态、开口部位，精索的概念和组成，精囊腺、尿道球腺的位置和腺管的开口，精液的组成，阴囊的位置、构造，阴茎的形态、构造，女性外生殖器的组成，会阴的概念、境界和分区。

二、实验教具

（一）男、女性泌尿生殖系统概观标本。

（二）离体肾和肾的剖面标本及模型。

（三）腹膜后间隙的器官标本。

（四）通过肾中部的腹后壁横切面标本。

（五）男、女性盆腔正中矢状切面标本。

（六）离体膀胱标本。

（七）阴茎的解剖标本及横切面标本。

（八）女性盆腔标本。

（九）女性乳房解剖标本。

（十）男、女性会阴肌标本。

（十一）腹膜标本或模型。

（十二）腹腔解剖标本。

三、实验内容与教学方法

（一）泌尿、生殖系统

取男、女泌尿生殖系统概观标本，观察泌尿生殖系统的组成及各器官的移行关系。

1. 肾

在离体肾和在腹膜后间隙的器官标本上观察肾的位置和形态，在观察中注意比较左、右肾的位置差异及各自与第12肋的关系。观察肾门的位置，辨认出入肾门的肾动脉、肾静脉及肾盂，注意肾盂与输尿管的移行关系。

利用通过肾中部的腹后壁横切面标本，分辨并观察肾的三层被膜。

利用肾的剖面标本或模型，分辨肾皮质和髓质的构造及特点，观察肾窦及其内容物，注意肾盂与肾大盏和肾小盏的连续关系。

2. 输尿管

取泌尿生殖系统概观标本，结合腹膜后间隙的器官标本，寻认输尿管，并追踪观察其行径和形态，注意辨认3个狭窄部位。

3. 膀胱

取膀胱离体标本或模型，结合男、女性盆腔正中矢状切面标本，观察膀胱的形态、位置及其毗邻。取切开膀胱壁的标本，寻认输尿管的开口和尿道内口，观察各口的形态和膀胱三角的黏膜特点。

4. 女性尿道

取女性盆腔正中矢状切面标本或模型，观察女性尿道的行程、毗邻、形态特点和尿道外口的位置。

5. 睾丸和附睾

取男性生殖系统概观标本，观察睾丸和附睾的位置和形态，睾丸鞘膜的性状和脏、壁两层的配布，以及鞘膜腔的形成。

6. 输精管、精囊腺和射精管

取男性生殖系统概观标本，观察输精管的起始、行程和终止，并结合活体触摸输精管的硬度，检查精索的位置和构成。

结合男性盆腔正中矢状切面标本，在膀胱底的后方观察精囊的形态及其与输精管末段的位置关系，在膀胱颈的后下方观察射精管的合成、行程和开口部位。

7. 前列腺和尿道球腺

取男性盆腔正中矢状切面和男性生殖系统概观标本，观察前列腺的形态及其与膀胱颈、尿生殖膈和直肠的位置关系，尿道球腺的位置和形态。

8. 阴茎和阴囊

在标本上区分阴茎头、阴茎体和阴茎根，观察阴茎的构造及3条海绵体的形态和位置关系，检查尿道外口的位置和形态，查看阴茎包皮及包皮系带的位置和构成，观察阴囊的构造和内容物。

9. 男性尿道

取男性盆腔正中矢状切面标本,观察尿道的起止和分部以及两个弯曲与3个狭窄的形态和部位。

10. 卵巢

取女性盆腔标本,在髂总动脉分叉处的内侧观察卵巢的形态以及它与子宫阔韧带的关系。

11. 输卵管

在子宫阔韧带的上缘内寻认输卵管,观察它的分部及各部的形态特征。

12. 子宫

观察子宫的位置,以及子宫与膀胱、阴道与直肠的位置关系,子宫的形态和分部,子宫腔和子宫颈管的位置及其通连关系,子宫各韧带的位置、附着和构成。

13. 阴道

观察阴道的位置和毗邻,查看阴道穹的构成以及阴道穹后部与直肠子宫陷凹的位置关系,在阴道口处寻认处女膜或处女膜痕。

14. 女阴

取女阴标本,辨认和观察阴阜、大阴唇、小阴唇、阴道前庭、阴蒂的位置和形态,注意阴道口和尿道外口的位置关系。

15. 乳房

在女性乳房的解剖标本上观察乳头、乳晕、输乳管的排列方向和乳房悬韧带的形态特点。

16. 会阴

取会阴肌标本,观察会阴的范围;划分尿生殖区和肛区,查看穿过该二区的结构;观察狭义会阴的位置,以及会阴诸肌与会阴中心腱的关系。

(二) 腹膜

1. 取腹膜标本或模型,翻开腹前壁,观察脏腹膜、壁腹膜的配布和腹膜腔的形成。进一步观察肝冠状韧带和镰状韧带的附着,并在镰状韧带的游离缘内寻认肝圆韧带;观察大网膜的形态、位置和附着部位,小网膜的位置和组成,并检查小网膜游离缘内通过的主要结构及网膜孔的位置;观察肠系膜的形态及肠系膜根的附着部位,横结肠系膜、乙状结肠系膜、阑尾系膜的形态,注意在系膜的两层腹膜之间包含的血管等结构。

2. 在腹腔解剖标本上观察网膜囊的位置、范围和交通。结合男、女盆腔正中矢状切面标本,检查腹膜在盆腔器官之间的移行关系,确认直肠膀胱陷凹、直肠子宫陷凹和膀胱子宫陷凹的位置。

3. 在腹膜模型上察看胃、空肠、回肠、盲肠、阑尾、升结肠、横结肠、降结肠、乙状结肠、肝、脾、子宫等器官被腹膜覆盖的范围,并根据覆盖范围确定这些器官的类型。

四、实验测试

(一) 随机抽几名学生在标本或模型上找出以下结构:肾门、肾窦、肾小盏、肾大盏、肾盂、肾皮质、肾髓质、肾蒂、肾的三层被囊、输尿管、膀胱尖、膀胱体、膀胱底、膀胱颈；睾丸、附睾、输精管、精索、精囊、前列腺、尿道球腺、尿道前列腺部、尿道膜部、尿道海绵体部、尿道的耻骨下弯和耻骨前弯、卵巢、输卵管漏斗部、壶腹部、子宫部、子宫峡、子宫阔韧带、子宫圆韧带；直肠膀胱陷凹、直肠子宫陷凹、膀胱子宫陷凹、小网膜、大网膜、网膜囊、肠系膜、阑尾系膜、横结肠系膜、乙状结肠系膜、肝肾隐窝。

（二）练习题

1. 输尿管按行程可分为______________、______________、______________三部分。其中第一狭窄在________________________，第二狭窄在____________________，第三狭窄在________________________。

2. 女性的生殖腺是____________，女性结扎通常在输卵管的____________进行；男性的生殖腺是____________，男性结扎通常在输精管的____________进行。

3. 名词解释：肾门、肾蒂、肾窦、肾区、膀胱三角。

（三）填图

（1）

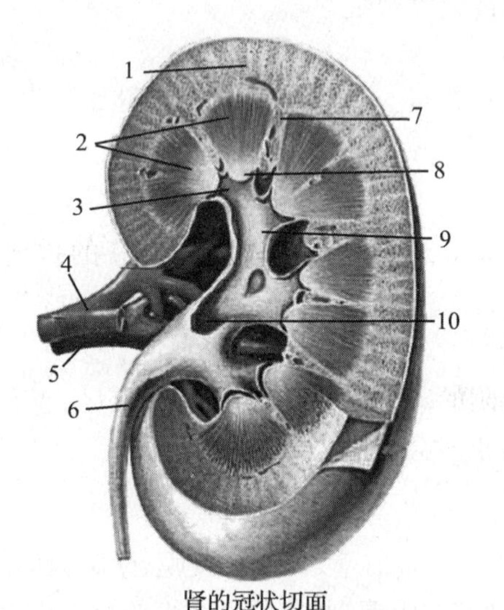

肾的冠状切面

1：__________ 2：__________ 3：__________ 4：__________
5：__________ 6：__________ 7：__________ 8：__________
9：__________ 10：__________

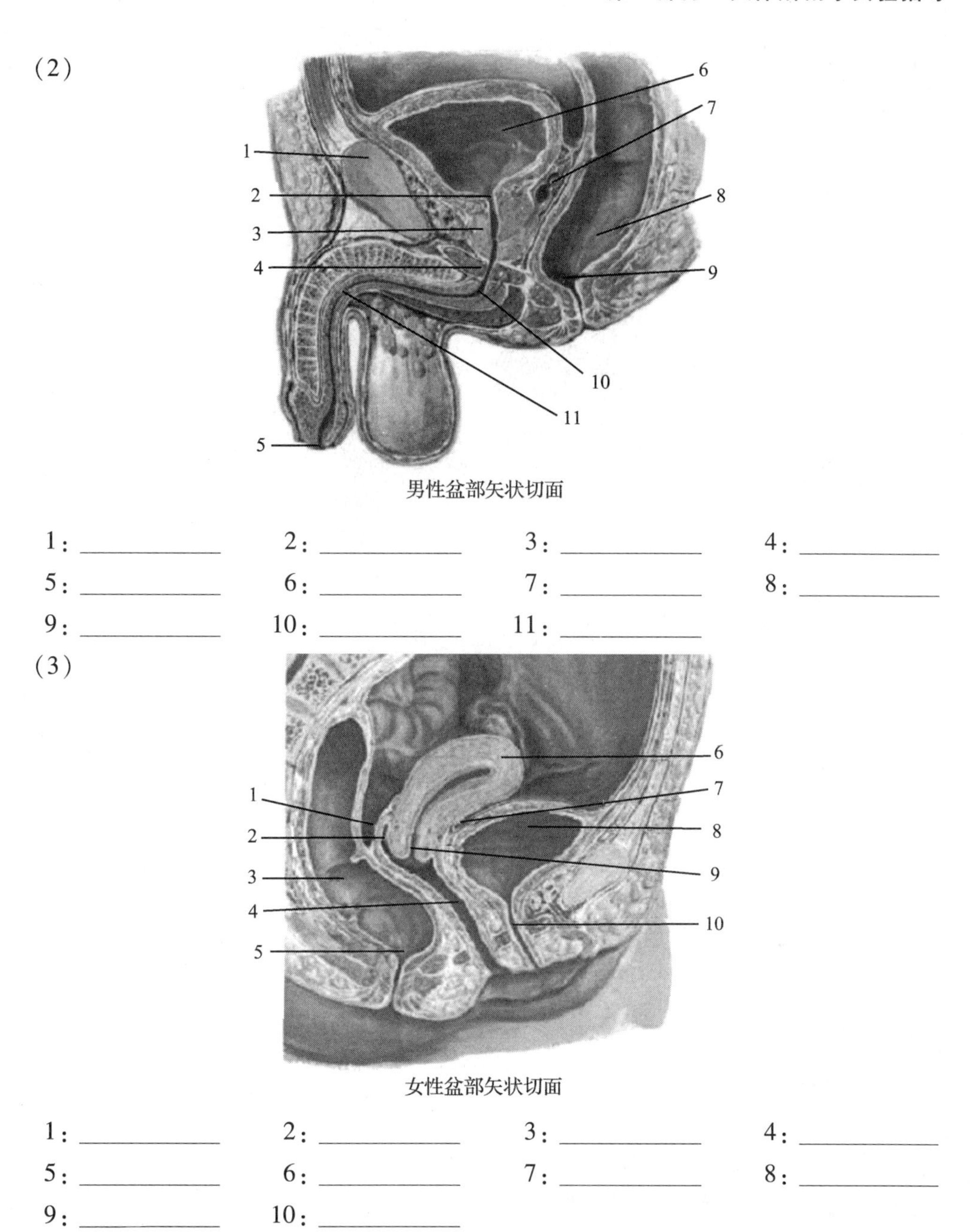

（2）

男性盆部矢状切面

1：________ 2：________ 3：________ 4：________
5：________ 6：________ 7：________ 8：________
9：________ 10：________ 11：________

（3）

女性盆部矢状切面

1：________ 2：________ 3：________ 4：________
5：________ 6：________ 7：________ 8：________
9：________ 10：________

（4）

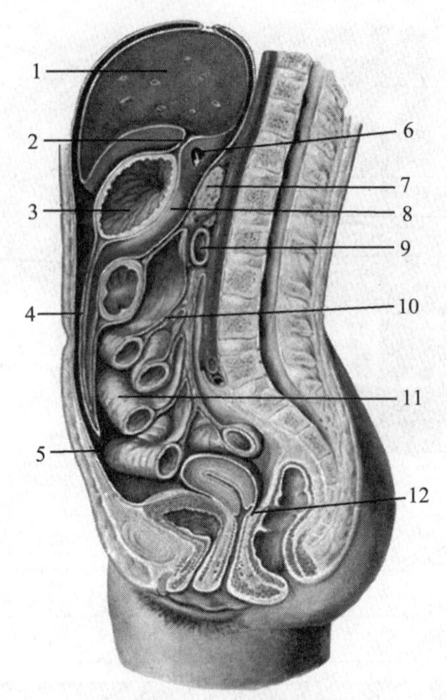

腹膜(腹、盆部矢状切面)

1：__________ 2：__________ 3：__________ 4：__________

5：__________ 6：__________ 7：__________ 8：__________

9：__________ 10：__________ 11：__________ 12：__________

实验十二 心 脏

一、目的与要求

【掌握】心脏的位置、外形，各心腔的形态结构，房间隔、室间隔的形态结构及其临床意义，心包的形态、结构、分部，心包腔的概念。

【熟悉】心传导系的组成，窦房结和房室结的位置，左、右冠状动脉的起始、行程、主要分支和分布。

【了解】心壁的构造，心大、中、小静脉行程及冠状窦的位置和流注关系，心脏的体表投影位置，心的各瓣膜听诊区及其临床意义。

二、实验教具

（一）胸腔纵隔标本、“十”字形切开心包的标本。

（二）完整的离体心脏标本和模型。

（三）切开心房的离体心脏标本和模型。

（四）显示心脏传导系的心脏标本和模型。

三、实验内容与教学方法

1. 在胸腔纵隔标本上观察心脏的位置、外形及心脏与周围结构的毗邻关系，并结合标本描述心脏的体表投影。

2. 结合模型观察心壁和各心腔的结构及相互联系。

3. 在心标本和模型上观察心传导系的窦房结、房室结、房室束及左右束支的位置和分布。

4. 在完整的离体心脏标本和心脏模型上观察左、右冠状动脉的起始、分支、行程和分布，辨认心脏的静脉和冠状窦。

5. 在“十”字形切开心包的标本上辨认纤维性心包和浆膜性心包。

四、实验测试

（一）随机抽几名学生在标本或模型上找出以下结构：右心耳、界嵴、卵圆窝、三尖瓣、室上嵴、隔缘肉柱、主动脉瓣、房室交点、心小静脉、心中静脉、心大静脉、左肺上静脉、左肺下静脉、右肺上静脉、右肺下静脉。

（二）练习题

1. 单选题

(1) 房间缺损的常见部位为　　（　　）

A. 房间隔　　B. 右心耳

C. 卵圆窝　　D. 界嵴

E. 以上均不是

(2) 下列关于右心室的叙述，正确的是　　（　　）

A. 形成心尖的大部分　　B. 按水平面来说，位于右心房的前方

C. 室壁比左心室壁明显厚　　D. 内壁全部呈现肉柱形嵴状

E. 有冠状窦开口

(3) 下列关于心脏外形的描述，不正确的是　　（　　）

A. 心尖由左心室构成

B. 心底大部分由左心房、小部分由右心房构成

C. 左、右心耳为左、右心房前方的突出部

D. 前后室间沟是左、右心室的表面分界

E. 心表面近心底处有一完整环形的冠状沟

(4) 右心室出口周缘附着有　　（　　）

A. 二尖瓣　　B. 三尖瓣

C. 主动脉瓣　　D. 肺动脉瓣

E. 半月瓣

2. 填空题

(1) 左心室流入道始于________口,口周有________或称________,位于前内侧的称________,位于后方的称________。左心室流出道又称________,经________口通主动脉,口周有________。

(2)心的传导系包括________、________、________、________及其________等。

(3)心包可分为________和________两部分,心外膜即是浆膜心包的________层。

(4)临床上进行心内注射时,选择左侧________肋间隙,并紧贴________左缘进针,才不至于损伤胸膜腔。

(5)营养心脏的动脉主要有________和________,它们分别起于________和________。走在前室间沟内的________支主要分布于________、________和________。

(三) 填图

(1)

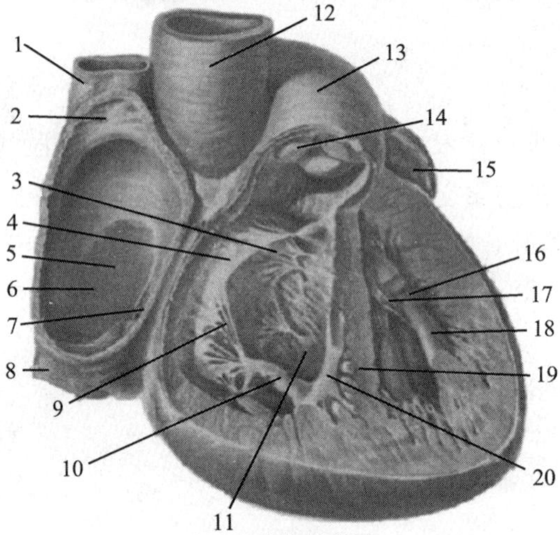

右心腔结构模式图

1:________	2:________	3:________	4:________
5:________	6:________	7:________	8:________
9:________	10:________	11:________	12:________
13:________	14:________	15:________	16:________
17:________	18:________	19:________	20:________

（2）

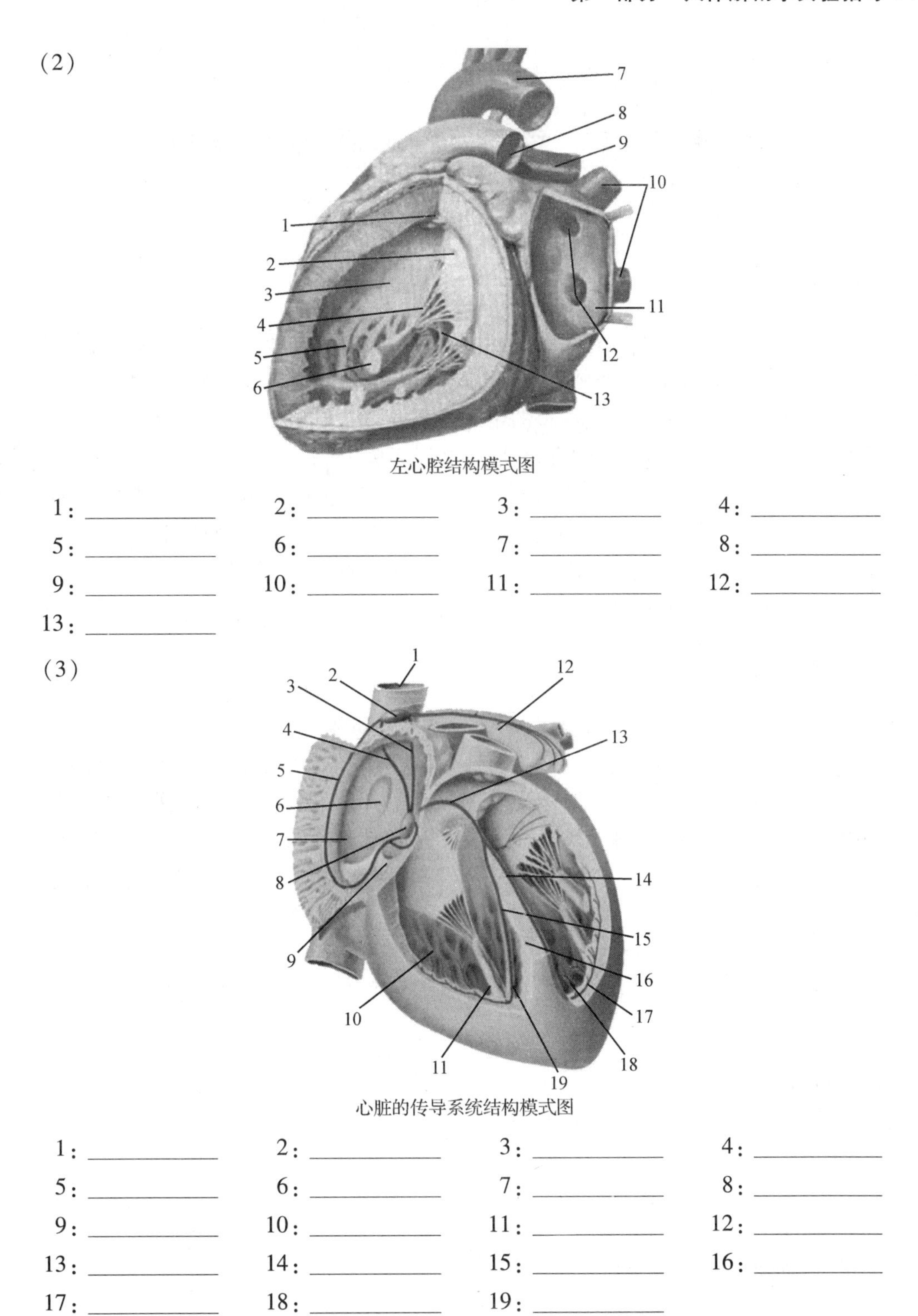

左心腔结构模式图

1：__________　2：__________　3：__________　4：__________

5：__________　6：__________　7：__________　8：__________

9：__________　10：__________　11：__________　12：__________

13：__________

（3）

心脏的传导系统结构模式图

1：__________　2：__________　3：__________　4：__________

5：__________　6：__________　7：__________　8：__________

9：__________　10：__________　11：__________　12：__________

13：__________　14：__________　15：__________　16：__________

17：__________　18：__________　19：__________

实验十三　动脉、静脉及淋巴系统

一、目的与要求

【掌握】肺动脉干的起始位置、行径，动脉韧带的位置及临床意义，主动脉的起始位置、行径、分部及各部主要分支，主动脉窦和主动脉小球的概念、位置、功能，腋动脉、肱动脉、尺动脉、桡动脉的位置和行程，掌浅、深弓的组成及重要分支与分布，头、颈部及上肢出血压迫止血点的部位，腹主动脉的行程、位置，腹腔干和肠系膜上、下动脉的分支及分布情况，下肢出血压迫止血点的部位，上腔静脉系的主要属支及其收集范围，上腔静脉、颈内静脉、颈外静脉、锁骨下静脉及奇静脉的起止、行程、位置和主要属支，上肢浅静脉的位置、行程与流注关系及其临床应用，下腔静脉系的组成及收集范围，下腔静脉的位置、行程及主要属支，门静脉系的组成、收集范围，门静脉的结构特点、主要属支及其与上、下腔静脉之间的吻合关系，了解其临床意义，淋巴系统的组成，胸导管和右淋巴导管的组成、位置、行程及收集范围与汇入静脉处，脾的位置、形态、毗邻及其功能。

【熟悉】颈总动脉起始、行程、分支，颈动脉窦和颈动脉小球的概念、位置、功能，颈外动脉的主要分支及分布，锁骨下动脉的起始、行程、位置及主要分支与分布，胸主动脉的行程、毗邻，肋间后动脉的行程，髂内动脉脏支及其分支供血部位，子宫动脉与输尿管的位置关系，髂内动脉壁支的分布，髂外动脉、股动脉、腘动脉、胫前动脉、胫后动脉的位置、行程和供血部位，静脉的结构特点及分布规律，静脉的分部，下肢浅静脉的名称、起始位置、行程、流注关系及其临床应用。

【了解】支气管动脉、食管动脉的分布情况，肾动脉、肾上腺中动脉、睾丸（卵巢）动脉和腰动脉的分布概况，全身各部主要淋巴结群的位置、收集范围和流注关系，胸腺的位置、形态及功能。

二、实验教具

（一）胸腔解剖标本。

（二）头、颈、上肢的解剖标本。

（三）躯干后壁的动、静脉解剖标本。

（四）盆部和下肢的动、静脉标本，腹腔脏器动、静脉标本。

（五）肝门静脉模型。

三、实验内容与教学方法

1．在胸腔解剖标本上观察下列结构：

（1）肺动脉的起始、行径及分支。

（2）肺静脉的行径和注入部位。

（3）在升主动脉的右侧辨认上腔静脉，并注意其合成和注入部位。

2. 在躯干后壁标本上观察下列结构：

（1）主动脉的起始、行径、分支及分布。

（2）上、下腔静脉的行径和注入部位，上、下腔静脉的属支。

（3）肋间后动、静脉的行径。

（4）胸导管的起始、行程及注入部位。

3. 在头、颈、上肢的解剖标本上观察下列结构：

（1）左、右颈总动脉的起始部位。在颈内动脉和颈总动脉分叉处的后壁处辨认颈动脉窦和颈动脉小球。观察颈内动脉和颈外动脉的行径，确认颈外动脉的主要分支甲状腺上动脉、面动脉、上颌动脉、颞浅动脉。触摸面动脉和颞浅动脉并确认其压迫止血部位。

（2）头颈部静脉的属支及收集范围。观察颈内静脉与颈总动脉的位置关系，颈外静脉的注入部位、静脉角的形成及部位。

（3）左、右锁骨下动脉的起始部位，并确认其主要分支椎动脉、胸廓内动脉的起始及行程。

（4）腋动脉、肱动脉、桡动脉和尺动脉的起始、行径、分支、分布，并确认上肢止血点位置。

（5）上肢深浅静脉的行径和注入部位，并结合活体寻认头静脉、肘正中静脉、贵要静脉及手背静脉网。

4. 在躯干后壁动、静脉标本和腹腔脏器动、静脉标本上观察下列结构：

（1）腹腔干、肠系膜上动脉、肠系膜下动脉的起始点及行径，并确认其主要的分支。

（2）肾动脉、睾丸动脉、腰动脉的起始、行径。

（3）寻认左、右睾丸静脉（或卵巢静脉），注意左、右侧注入部位的差异。

5. 在盆部和下肢的动、静脉解剖标本上观察下列结构：

（1）髂总动脉、髂外动脉、髂内动脉的起始、行径、分支、分布及静脉的回流途径。

（2）在股三角内辨认股动脉，并观察其与髂外动脉和腘动脉的移行关系，及其与股神经、股静脉的位置关系。确认股动脉的止血部位。

（3）在腘窝内辨认腘动脉。

（4）辨认胫前动脉和胫后动脉的行径、分支及分布。

（5）注意寻认下腔静脉及其合成、行径和注入部位。

（6）下肢浅、深静脉行径和注入部位。结合活体确认大隐静脉、小隐静脉和足背静脉网。

6. 利用肝门静脉模型辨认食管静脉丛、直肠静脉丛和脐周围静脉网，并指出肝门静脉的合成、属支及肝门脉高压时血液侧支循环途径。

7. 结合腹腔血管标本，在离体肝标本上观察肝静脉及注入部位。

【小结】

由实验教师对本次实验的主要内容做强化性的小结。

1. 总结主动脉分支和分布概况。

2. 总结全身主要动脉的脉搏点和止血点。

3. 由鼻根至两侧口角所构成的三角区——危险三角区。面部静脉无瓣膜,因此,面部尤其是鼻根至两侧口角的三角区内发生化脓性感染时,若处理不当,则有导致颅内感染的可能。其途径是:面静脉通过眼静脉与海绵窦相通,而面静脉又借面深静脉与翼静脉丛相通,翼静脉丛借卵圆孔、破裂孔导血管与海绵窦相通,因此,鼻及上唇部的感染易引起海绵窦的疾患,所以,由鼻根至两侧口角的三角区被称为“危险三角区”。

四、实验测试

(一)随机抽取几名学生在活体或标本或模型上找出以下结构:头臂干、左锁骨下动脉、胸廓内动脉、甲状颈干、颞浅动脉、面动脉、腋动脉、肱动脉、桡动脉、肝固有动脉、肾动脉、阑尾动脉、中结肠动脉、子宫动脉、闭孔动脉、足背动脉、上腔静脉、左静脉角、奇静脉、左侧睾丸静脉、肝门静脉、胸导管、脾切迹。

(二)练习题

1. 单项选择题

(1)胃的血液供应来自 ( )

A. 胃左动脉的分支

B. 腹腔干的各级分支

C. 脾动脉和肠系膜上动脉的分支

D. 胃左动脉和胃右动脉的分支

E. 胃左动脉和肝总动脉的分支

(2)主动脉弓的第一大分支为 ( )

A. 头臂干　　B. 左锁骨下动脉

C. 左颈总动脉　　D. 右颈总动脉

E. 右锁骨下动脉

(3)若行头部临时止血,可将下列动脉压在第6颈椎横突上的是 ( )

A. 面动脉　　B. 颞浅动脉

C. 上颌动脉　　D. 颈总动脉

E. 颈外动脉

(4)下列静脉不属于下腔静脉直接属支的是 ( )

A. 肝门静脉　　B. 肝静脉

C. 左肾静脉　　D. 左腰静脉

E. 右睾丸静脉

2. 填空题

(1) 主动脉发自________,全长按经过依次分为________、________和________三段,后者在胸腔的一段称________,穿膈入腹腔后改称________,至第 4 腰椎下缘高度分为________和________。

(2) 左颈总动脉起自________,右颈总动脉起自________,上升至甲状软骨上缘高度分为________和________。

(3) 腹腔干分为________、________和________三大分支;肠系膜上动脉的分支有________、________、________、________、________和________;胃十二指肠动脉是________动脉的分支;直肠上动脉是________动脉的分支;阑尾动脉是________动脉的分支。

(4) 左、右睾丸静脉分别注入________和________。

(5) 上肢的浅静脉主要有________、________和________。

(6) 淋巴管道由细到粗分别为________、________、________和________;淋巴导管有________和________,分别注入________。

3. 名词解释

(1) 体循环

(2) 静脉角

(3) 乳糜池

(三) 填图

（1）

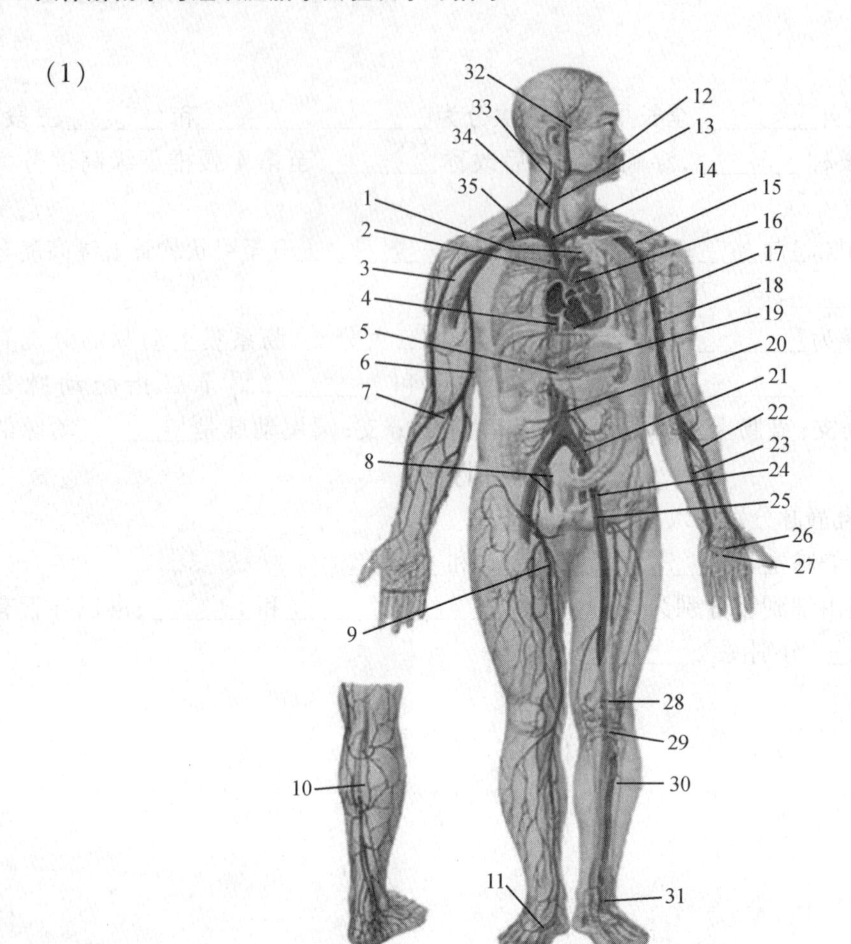

血管分布模式图

1：________	2：________	3：________	4：________
5：________	6：________	7：________	8：________
9：________	10：________	11：________	12：________
13：________	14：________	15：________	16：________
17：________	18：________	19：________	20：________
21：________	22：________	23：________	24：________
25：________	26：________	27：________	28：________
29：________	30：________	31：________	32：________
33：________	34：________	35：________	

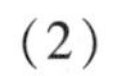
(2)

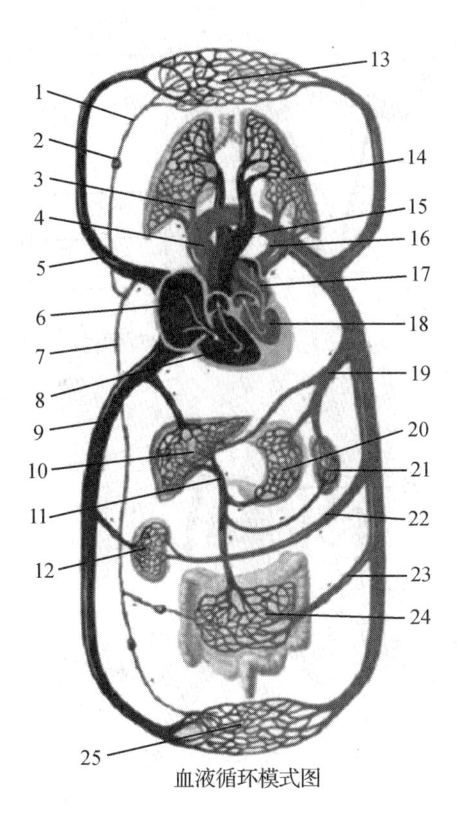

血液循环模式图

1：__________　2：__________　3：__________　4：__________

5：__________　6：__________　7：__________　8：__________

9：__________　10：__________　11：__________　12：__________

13：__________　14：__________　15：__________　16：__________

17：__________　18：__________　19：__________　20：__________

21：__________　22：__________　23：__________　24：__________

25：__________

（3）

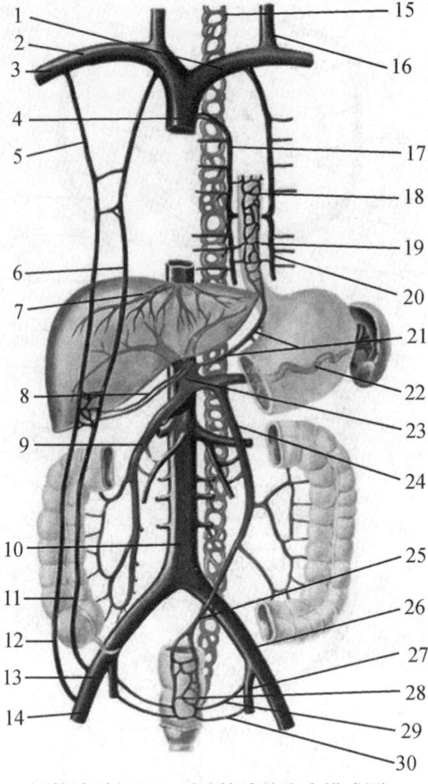

门静脉系与上、下腔静脉的吻合模式图

1：________	2：________	3：________	4：________
5：________	6：________	7：________	8：________
9：________	10：________	11：________	12：________
13：________	14：________	15：________	16：________
17：________	18：________	19：________	20：________
21：________	22：________	23：________	24：________
25：________	26：________	27：________	28：________
29：________	30：________		

（4）

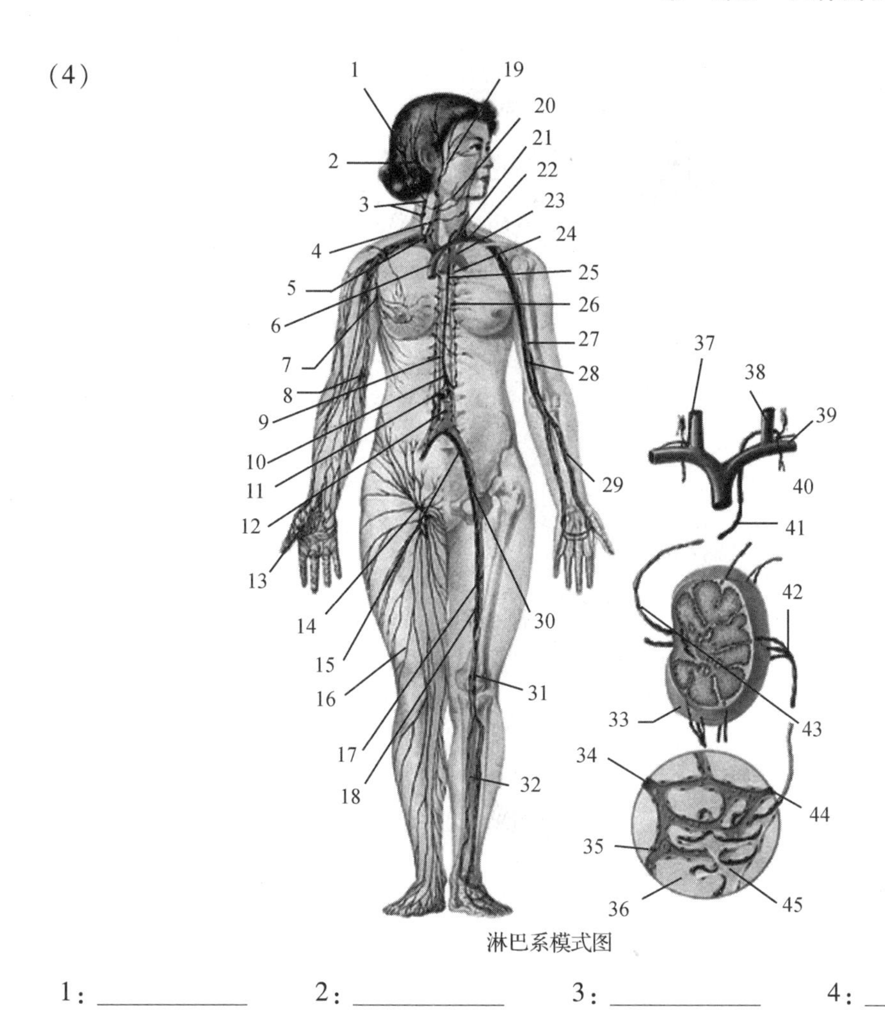

淋巴系模式图

1：______	2：______	3：______	4：______
5：______	6：______	7：______	8：______
9：______	10：______	11：______	12：______
13：______	14：______	15：______	16：______
17：______	18：______	19：______	20：______
21：______	22：______	23：______	24：______
25：______	26：______	27：______	28：______
29：______	30：______	31：______	32：______
33：______	34：______	35：______	36：______
37：______	38：______	39：______	40：______
41：______	42：______	43：______	44：______
45：______			

(5)

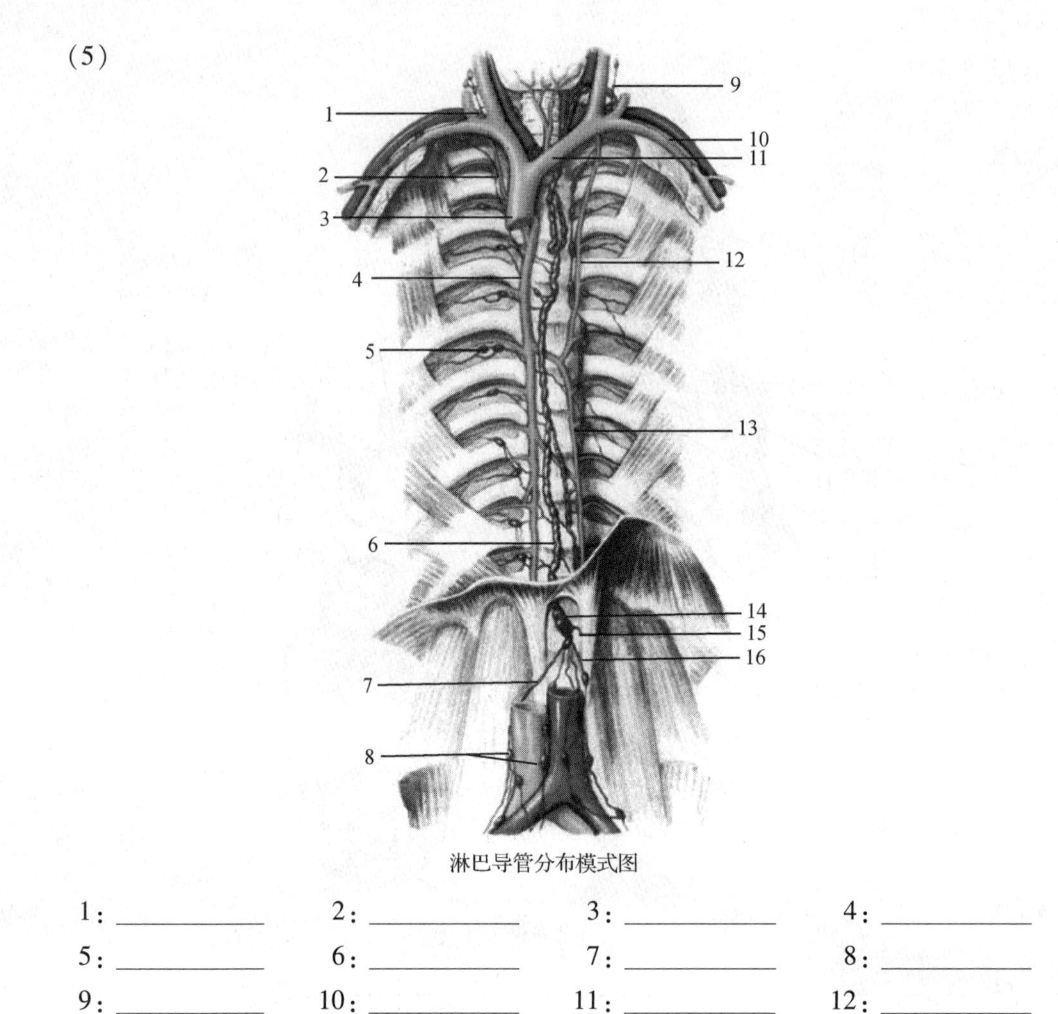

淋巴导管分布模式图

1:________	2:________	3:________	4:________
5:________	6:________	7:________	8:________
9:________	10:________	11:________	12:________
13:________	14:________	15:________	16:________

实验十四　感觉器、内分泌系统

一、目的与要求

【掌握】眼球壁的层次,各层的分部及形态特点,眼球各内容物的结构特点和功能,房水的产生及其循环途径和意义,各眼外肌的名称、位置和作用,鼓室的构成及鼓室各壁的毗邻关系,位置觉感受器和听觉感受器的名称、位置、功能,甲状腺、甲状旁腺、肾上腺的位置和形态,脑垂体的位置、形态和分部。

【熟悉】视器的组成,眼球的形态,眼副器的组成,鼓膜的形态、位置、分部和功能,咽鼓管的形态,乳突小房的位置和临床意义,内耳骨迷路的分部和形态,膜迷路的组成和分部及各部的形态特点、功能,声波的传导途径。

【了解】前庭蜗器的组成,耳廓的形态结构、外耳道的形态与分部,听小骨链的组成和功能;松果体、胸腺的位置和功能。

二、实验教具

(一)眼球标本和模型。

(二)牛或猪眼球冠状切面和水平切面标本。

(三)泪器的解剖标本。

(四)眼球外肌的解剖标本和模型。

(五)耳的解剖标本和模型。

(六)颞骨的锯开标本。

(七)听小骨标本。

(八)内耳模型。

(九)头、颈部矢状切面标本(示垂体、松果体)

(十)颈部标本或模型(示甲状腺、甲状旁腺)

(十一)童尸标本(示胸腺)

(十二)腹后壁标本(示肾上腺)

三、实验内容与教学方法

(一)眼(视器)

1. 眼球

学生以 6 人为一组,分组观察眼球标本和模型。

(1)在眼球标本和模型上观察眼球的外形和结构。

(2)在牛或猪眼球冠状切面标本的前半部由后向前依次观察以下结构:①充满于眼球内的透明胶状物,即玻璃体。②玻璃体前方透明的晶状体。③晶状体周围的黑色环形增厚部为睫状体,其前份的后面呈放射状排列的皱襞即睫状突。④晶状体与睫状突之间有纤细的睫状小带。⑤去除晶状体,可见到位于其前方的虹膜,虹膜中央的孔称瞳孔。⑥角膜是眼球壁外层前部的透明薄膜。角膜与晶状体之间的间隙称眼房,被虹膜分为前房和后房。

(3)在牛或猪眼球冠状切面标本的后半部由前向后观察下列内容:①透过玻璃体可见到乳白色的视网膜,视网膜易从眼球壁剥离。②在视网膜上可见红色细线状的视网膜中央动脉的分支,各支都来自视神经盘。③去除玻璃体和视网膜,可见一层黑褐色的薄膜即脉络膜。④脉络膜外周的一层乳白色结构即巩膜。

(4)在猪眼球或牛眼球水平的标本上观察眼球的前房、后房、晶状体与玻璃体,以及眼球壁的 3 层膜,即眼球纤维膜、眼球血管膜和视网膜。

(5)以两人为一组,分组在活体上观察角膜、巩膜、虹膜和瞳孔。

2. 眼副器

以两人为一组,分组观察活体眼睑。

(1) 在活体上观察以下结构:①上、下睑缘和睑毛;②内眦和外眦;③上、下睑缘在近内眦处的泪点;④睑结膜和球结膜以及结膜上、下穹的位置。

分组观察泪器和眼球外肌解剖标本。

(2) 在泪器的解剖标本上观察泪腺的形态和位置,以及泪囊、泪点、泪小管和鼻泪管的位置。

(3) 在眼球外肌的解剖标本上观察上睑提肌、上直肌、下直肌、内直肌、外直肌和上、下斜肌的位置。

(二) 耳(前庭蜗器)

以两人为一组,分组观察活体外耳。

1. 在耳的解剖标本上并结合活体,观察耳廓的形态及外耳道的分部和弯曲。

分组观察耳的解剖标本、颞骨的锯开标本、内耳模型。

2. 在颞骨的锯开标本和耳的解剖标本上观察以下内容:

(1) 鼓室的位置和形态;鼓室外侧壁即鼓膜的形态和分部;内侧壁上的前庭窗、蜗窗、面神经管凸的形态;前壁与咽鼓管的连通关系;后壁与乳突窦的连通关系,乳突小房的形态;上壁(鼓室盖)与颅中窝的关系;下壁与颈内静脉的关系。

(2) 听小骨的名称及连接关系。

3. 在耳的解剖标本上和内耳模型上观察以下内容:

(1) 内耳在颞骨中的位置,以及骨迷路和膜迷路的位置关系。

(2) 骨半规管、前庭和耳蜗的位置和形态:①每个骨半规管上膨大的骨壶腹;②前庭外侧壁上的前庭窗与蜗管;③蜗窗的位置,以及环绕蜗轴的骨螺旋管和骨螺旋板。

(3) 膜迷路各部的形态和位置:①膜半规管内的壶腹嵴;②前庭内的椭圆囊和球囊,以及分别位于两囊壁上的椭圆囊斑和球囊斑;③耳蜗内的蜗管,以及位于蜗管基底膜上的螺旋器;④前庭阶和鼓阶的位置。

(三) 内分泌系统

以6人为一组,分组观察标本或模型,取全身主要内分泌腺解剖标本或模型,观察甲状腺、甲状旁腺、肾上腺、垂体、胸腺的位置和形态。

四、实验测试

(一) 随机抽几名学生辨认下列标本上的结构:

1. 在牛或猪眼球冠状切面标本上指出玻璃体、晶状体、睫状体、虹膜、角膜。

2. 在牛或猪眼球冠状切面标本上指出视网膜、视神经盘、脉络膜。

3. 在颞骨的锯开标本上指出鼓室的位置和六个壁。

4. 在耳的解剖标本上指出骨半规管、前庭窗、蜗窗、骨螺旋管、壶腹嵴、椭圆囊斑、球囊斑、蜗管。

（二）练习题

1. 单项选择题

（1）视网膜感光最敏锐的部位是　　　　（　　）

A. 视神经盘　　　　B. 黄斑

C. 中央凹　　　　D. 视神经中央部

（2）晶状体位于　　　　（　　）

A. 虹膜后方　　　　B. 睫状体前方

C. 角膜与虹膜之间　　　　D. 虹膜前方

（3）不能运动眼球的肌是　　　　（　　）

A. 上直肌　　　　B. 上斜肌

C. 下直肌　　　　D. 上睑提肌

（4）下列结构不属于中耳的是　　　　（　　）

A. 鼓室　　　　B. 乳突

C. 咽鼓管　　　　D. 乳突小房

（5）下列结构不属于骨迷路的是　　　　（　　）

A. 骨半规管　　　　B. 蜗管

C. 耳蜗　　　　D. 前庭

2. 填空题

（1）眼球壁自外向内依次为__________、__________和__________三层。

（2）眼的屈光系统由__________、__________、__________和__________组成。

（3）房水由__________产生，由__________经瞳孔流入__________，然后渗入巩膜静脉窦，最后汇入__________。

（4）内耳又称迷路，其中骨迷路分为__________、__________和__________三部分。

（5）内耳中位置觉感受器是________、________和________，听觉感受器为________。

（6）人体内主要的内分泌腺有________、________、________、________、________、________等。

3. 名词解释

（1）视神经盘

（2）鼓膜

（三）填图

(1)

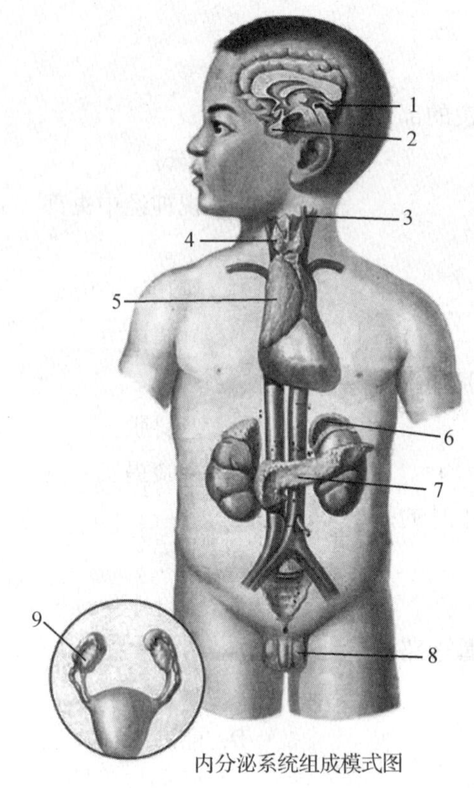

内分泌系统组成模式图

1：________ 2：________ 3：________ 4：________
5：________ 6：________ 7：________ 8：________
9：________

(2)

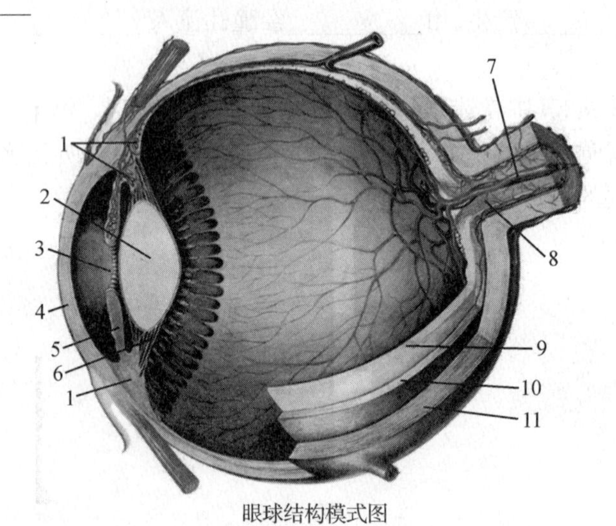

眼球结构模式图

1：________ 2：________ 3：________ 4：________
5：________ 6：________ 7：________ 8：________
9：________ 10：________ 11：________

实验十五　中枢神经系统

一、目的与要求

【掌握】灰质与皮质、白质与髓质、神经核与神经节、纤维束与神经的概念，网状结构的概念，脊髓的位置、外形结构，脊髓灰、白质的配布及分部，薄束、楔束、皮质脊髓束、脊髓丘脑束的名称、位置、功能和临床意义，脑的位置、分部，脑干各部的主要外形结构及与其相连的脑神经根的名称，脑干灰、白质的配布规律，重要神经核的性质和分类情况，小脑的位置、外形、分叶，丘脑腹后内、外侧核的纤维联系，大脑半球的主要沟、分叶和各面的主要沟、回，8个主要功能区的位置，基底核及新纹状体的概念，内囊的概念、位置、分部和纤维束的排列及其临床意义，硬脑膜的结构特点及其形成的结构和功能，蛛网膜下腔的概念，大脑动脉环的组成及意义。

【熟悉】反射的概念及反射弧的组成，脊髓节段的概念，脊髓节段与椎骨序数的对应关系及其临床意义，四大丘系的名称、位置及交叉部位，小脑的主要功能，间脑的位置、分部、形态及其核和分群，下丘脑的位置和组成，主要核团的名称和功能，第三、四脑室的位置及沟通关系，硬脊膜的附着及硬脊膜外腔的位置、特点及其临床意义，小脑延髓池和终池的位置及其临床意义，脑脊液及其循环途径和功能，脑和脊髓的动脉来源和分布概况，颈内动脉、基底动脉的主要分支和分布。

【了解】脊髓的功能，小脑内部结构和纤维联系，边缘系统的组成和功能，纹状体的功能，软脑膜和软脊膜概况，脑静脉的回流。

二、实验教具

（一）大体标本

1. 神经系统概况童尸整体标本。
2. 带被膜（已纵行切开）的离体脊髓标本。
3. 不同脊髓节段的水平切面标本。
4. 头颈正中矢状切面标本。
5. 脑干连间脑标本。
6. 脑的正中矢状切面和冠状切面标本。
7. 离体小脑及其水平切面标本。
8. 完整脑标本和端脑水平切面标本。
9. 游离的脑被膜标本。

10. 冠状切开椎管的脊柱标本。

11. 带血管的脑标本和脊髓标本。

12. 脑室铸型标本。

（二）模型和挂图

1. 脊髓连脊神经根模型（显示脊髓横断面、脊神经根及分支）。

2. 带血管的脊髓模型（含横切面结构）。

3. 电动透明脑干模型、普通脑干模型和挂图。

4. 脑的正中矢状切面、额状切面及脑的水平切面模型和挂图。

5. 小脑、间脑、全脑模型。

三、实验内容与教学方法

（一）脊髓

1. 位置

在神经系统概况童尸整体标本上观察脊髓的位置、脊髓下端与椎骨的对应关系、终丝的附着部位，自上而下检查脊神经的走向，观察马尾的组成，辨认脊髓的两处膨大和脊神经节。

2. 被膜

在包裹被膜的离体脊髓标本上从外向内观察脊髓外面的3层被膜（即硬脊膜、脊髓的蛛网膜、软脊膜）及其特点；找出蛛网膜下隙的位置，明确其内容物是什么。在冠状切开椎管的脊柱标本上辨认硬膜外隙的位置，明确其特点是什么。结合标本演示腰椎穿刺术的进针部位、穿刺针依次穿过的解剖结构，并让学生体会穿刺针穿透黄韧带时的落空感。

3. 形态

在包裹被膜的离体脊髓标本上观察颈膨大、腰骶膨大、脊髓圆锥、终丝、马尾等结构；在脊髓连脊神经根模型上观察脊神经前、后根的关系，指认脊髓表面的5条沟、1条裂、脊神经节和脊髓节段。

4. 内部结构

在不同脊髓节段的水平切面标本和脊髓横切面模型上观察横断面灰质、白质的轮廓及其配布上的差别，指认灰质的前角和后角，白质的分部（3个索）、脊髓中央管等，并在胸髓横切面上辨认灰质侧角。画脊髓胸段横断面图，标注灰质各部核团及白质各索内的主要传导束的名称（薄束、楔束、脊髓丘脑束、皮质脊髓束）、位置，明确其性质。

5. 血管

在带血管的脊髓标本和模型上观察脊髓前、后动脉的起始和分布。

（二）脑干

1. 位置

在完整脑标本和脑的正中矢状切面标本上辨认脑的分部（脑干、小脑、间脑和端脑）及脑干的位置。

2. 形态和组成

在脑干连间脑标本或模型上观察脑干的组成(自上而下依次为中脑、脑桥、延髓)和外形,第Ⅲ—Ⅻ对脑神经的连脑部位以及菱形窝的位置、构成。

3. 在电动透明脑干模型和普通脑干模型上观察的结构

(1)脑神经核的位置:①躯体运动核:动眼神经核、滑车神经核、展神经核、舌下神经核、三叉神经运动核、面神经核、疑核和副神经核;②内脏运动核:动眼神经副核、上泌涎核、下泌涎核、迷走神经背核;③内脏感觉核:孤束核;④躯体感觉核:三叉神经中脑核、脑桥核及脊束核,前庭神经核、蜗神经核。

(2)非脑神经核的位置:包括薄束核、楔束核、红核的位置。

(3)其他结构:包括前正中裂、前外侧沟、基底沟、延髓脑桥沟、迷走神经三角、舌下神经三角、锥体交叉、锥体、上丘、下丘、薄束结节、楔束结节、大脑脚、脚间窝、黑质等结构。

(三)小脑

1. 形态和分叶

在离体小脑标本上观察小脑半球、小脑蚓部、绒球、小结的形态,原裂、小脑扁桃体的位置(理解小脑扁桃体疝的形成与其所在位置的关系)及小脑分叶(前叶、后叶、绒球小结叶)。

2. 内部结构

在小脑水平切面标本上观察小脑皮质、髓质、齿状核、栓状核、球状核、顶核。

(四)间脑

1. 组成和形态

取脑干标本或模型,从腹侧面观察下丘脑的组成(从前向后依次为视交叉、漏斗、垂体、灰结节、乳头体),从背侧面观察背侧丘脑、后丘脑、上丘脑的位置、形态,并辨认内、外侧膝状体(背侧丘脑后下方的两个小团块)。

2. 位置和毗邻

在脑的矢状切面标本或模型上观察间脑的位置、毗邻关系及第三脑室的位置、连通。

(五)端脑

1. 外形

在脑和脑的正中矢状切面标本或模型上观察下列结构:①三面:上外侧面、内侧面和下面;②3条叶间沟:在上外侧面找到外侧沟和中央沟,在内侧面胼胝体后下方找到顶枕沟;③端脑分叶:根据上述叶间沟辨认额叶、顶叶、枕叶、颞叶、岛叶;④大脑纵裂、横裂、嗅球、嗅束、嗅三角、视神经、视交叉、灰结节、乳头体等结构。

2. 端脑各叶的主要沟、回

在脑和脑的正中矢状切面标本或模型上观察下列结构:①额叶的中央前沟(回)、额上沟(回)、额下沟(回)、额中回;②顶叶的中央后沟(回)、顶内沟和顶上、下小叶,缘上回、角回;③枕叶的距状沟、侧副沟、海马旁回、沟;④颞叶的颞上沟(回)、颞下沟(回)、颞中回、颞横回。

3．内部结构

（1）在端脑水平切面标本上观察下列结构：①大脑皮质和髓质、胼胝体的位置；②背侧丘脑、豆状核（壳、苍白球）、屏状核的位置关系；③内囊呈“ > < ”形，辨认内囊前、后肢和膝部，明确各部纤维束的性质，理解内囊受损时可能出现的临床表现；④在外侧沟处由外侧向内侧辨认岛叶皮质、屏状核、豆状核、内囊、尾状核头和尾、背侧丘脑、侧脑室等结构。

（2）在脑冠状切面标本上观察大脑皮质、胼胝体、侧脑室、第三脑室、背侧丘脑、尾状核体、内囊、豆状核、屏状核等。

4．侧脑室

在脑室铸型标本和端脑水平切面标本或模型上观察侧脑室的位置、分部和沟通关系。在脑正中矢状切面标本或模型上观察脉络丛、侧脑室、第三脑室、中脑水管、第四脑室的形态和位置及其连通关系，明确脑脊液的产生和循环途径。

5．被膜

在头颈正中矢状切面标本和游离的脑被膜标本上观察硬脑膜在颅顶和颅底的附着情况，硬脑膜、脑的蛛网膜、软脑膜的性状，找出硬膜外隙和蛛网膜下隙，明确其各自特点是什么，指认大脑镰、小脑幕、上矢状窦、下矢状窦、直窦、窦汇、横窦等结构。

6．血管

在带血管的脑标本或模型上观察大脑前、中、后动脉在端脑表面的走行、主要分支及分布，基底动脉的位置、主要分支分布，大脑动脉环的位置及形成，完整的脑静脉（示大脑浅静脉及经硬脑膜窦注入颈内静脉的途径）。

四、实验测试

（一）学生自找相关标本或模型，并按老师指令指认以下结构：颈膨大、腰骶膨大、脊髓圆锥、终丝、马尾、脊神经节、前正中裂、小脑扁桃体、第四脑室、锥体、角回、脊髓丘脑侧束、内囊、菱形窝、顶枕沟、中央沟、距状沟、硬膜外隙、内侧膝状体、中央管、背侧丘脑、软脑膜、脉络丛、灰质侧角、中央前回、胼胝体、上丘、下丘、尾状核、蛛网膜下隙、大脑动脉环。

（二）练习题

1．单项选择题

（1）“生命中枢”位于 （ ）

A．中脑　　B．间脑

C．延髓　　D．端脑

（2）若右侧内囊受损，将会出现 （ ）

A．全身瘫痪　　B．左半身瘫痪

C．右半身瘫痪　　D．左眼全盲

（3）硬膜外麻醉时应将麻醉药注入 （ ）

A．椎管内　　B．硬膜外隙

C．终池　　D．蛛网膜下隙

2. 填空题

（1）营养脑的动脉来自________和________。

（2）大脑皮质运动中枢位于________，躯体感觉中枢位于________，视觉中枢位于________。

（3）脑干由上到下依次由________、________、________组成。

（4）蛛网膜与软脑膜之间的腔隙是________。

（5）成人脊髓位于________。其上端平________，连于________，下端平________，末端逐渐变细称为________，向下延为________，止于尾骨背面。

3. 名词解释

（1）内囊

（2）硬膜外隙

（3）大脑动脉环

（三）填图

（1）

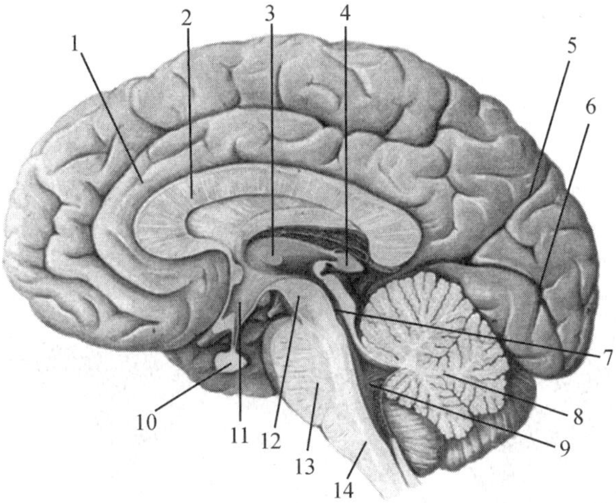

脑的正中矢状切面

1：__________	2：__________	3：__________	4：__________
5：__________	6：__________	7：__________	8：__________
9：__________	10：__________	11：__________	12：__________
13：__________	14：__________		

（2）

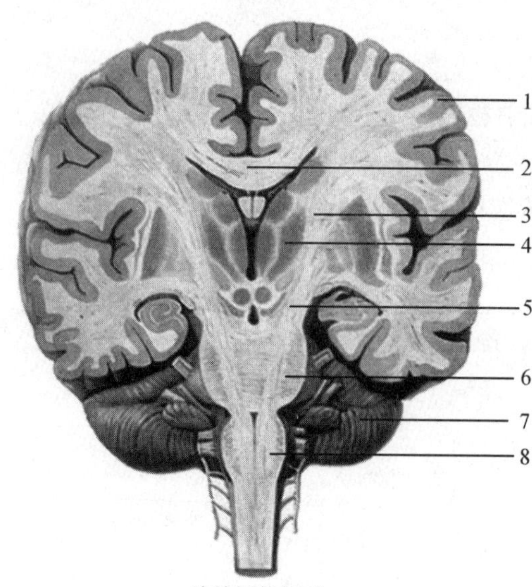

脑的冠状切面

1：________ 2：________ 3：________ 4：________

5：________ 6：________ 7：________ 8：________

（3）

椎管内容物(横断面)

1：________ 2：________ 3：________ 4：________

5：________ 6：________ 7：________ 8：________

9：________ 10：________ 11：________ 12：________

13：________

实验十六 周围神经系统

一、目的与要求

【掌握】脊神经的组成、纤维成分、数目和分支分布概况，膈神经的行程与分布，正中神经、尺神经、桡神经的起始、行程与分布，股神经和闭孔神经的分布，坐骨神经、胫神经、腓总神经的行程与分布及其受损后的表现，脑神经的名称、顺序、性质和分布概况，动眼神经、滑车神经、展神经、副神经、舌下神经的分布情况和受损后的主要表现，三叉神经、面神经、舌咽神经和迷走神经的纤维成分、分支名称和分布概况，交感神经低级中枢部位，副交感神经的低级中枢部位，交感和副交感神经的主要作用。

【熟悉】颈丛的组成、位置及其皮支浅出的部位，臂丛的组成，胸长神经、胸背神经的分布，肌皮神经、腋神经的分布和受损后的主要表现，胸神经前支的行程与分布，胸神经的节段性分布，腰丛的组成，髂腹下神经，髂腹股沟神经，臀上、下神经，阴部神经的分布，骶丛的组成、位置，嗅神经、视神经、前庭蜗神经的分布情况，交感干的位置、组成、椎旁节、椎前节，睫状节、蝶腭节、下颌下节、耳节的概念及隶属关系和位置。

【了解】交感神经和副交感神经的节前、节后纤维分布的一般规律，灰、白交通支和内脏大、小神经与腰内脏神经的概念，内脏感觉神经的概念和特点，牵涉性痛的概念和临床意义。

二、实验教具

（一）神经系统概况童尸整体标本。
（二）脊神经组成模型。
（三）颈丛组成及分支标本和模型。
（四）臂丛组成标本。
（五）上肢神经分布标本。
（六）手神经分布瓶装标本。
（七）肋间神经标本。
（八）腹后壁示腰、骶丛组成标本。
（九）下肢神经分布标本。
（十）会阴神经分布瓶装标本。
（十一）足底神经分布瓶装标本。
（十二）脑、脑干标本和模型。
（十三）颅底骨标本和模型。
（十四）12 对脑神经标本和模型。

(十五) 自主神经标本和模型。

三、实验内容与教学方法

(一) 脊神经

1. 脊神经的组成及分布

分组观察脊神经组成模型、神经系统(周围神经概况)标本。

脊神经是连于脊髓的周围神经,由脊神经前根和后根组成,出椎间孔处分为脊神经前支和后支。脊神经共有31对,其中颈神经8对,胸神经12对,腰神经5对,骶神经5对,尾神经1对。

2. 颈丛的组成及主要分支

分组观察颈丛组成及主要分支标本。

颈丛由第1—4颈神经前支在胸锁乳突肌上部的深面组成丛,其皮支在胸锁乳突肌后缘中点附近穿出呈放射状分布。主要观察枕小神经、耳大神经、颈横神经、锁骨上神经。主要肌支为膈神经,在神经系统概况整尸标本上观察膈神经行程和分布。

3. 臂丛

(1) 分组观察臂丛组成的标本。臂丛由第5—8颈神经前支和第1胸神经前支大部分组成,臂丛5个根的纤维先合成上、中、下三干,再形成内侧束、外侧束和后束,最后再由束发出分支。

(2) 把整尸标本上肢外展,在腋窝处找到臂丛的主要分支:胸长神经、肌皮神经、正中神经、尺神经、桡神经、腋神经。然后在上肢神经和手神经分布标本上观察臂丛的后5个分支。注意观察肌皮神经与喙肱肌的关系、正中神经与旋前圆肌的关系以及每个分支的行程和分布范围。

4. 胸神经的前支

分组观察肋间神经标本。注意观察肋间神经和肋间后动、静脉的位置关系。

5. 腰丛

(1) 在胸后壁标本上观察腰丛的组成。腰丛由第12胸神经前支的一部分,第1—3腰神经前支和第4腰神经前支的一部分在腰大肌深面组成丛。同时注意观察髂腹下神经、髂腹股沟神经、股神经、闭孔神经与腰大肌的关系。

(2) 在下肢神经分布的标本上观察股神经、闭孔神经的分布情况。

6. 骶丛

在腹后壁示腰、骶丛组成标本上观察骶丛的组成。骶丛由腰骶干及全部骶神经和尾神经的前支在盆腔、骶骨及梨状肌前面组成丛。从盆腔矢状切面标本上观察臀上神经、臀下神经、阴部神经、坐骨神经。利用下肢神经分布标本观察臀上、下神经和坐骨神经与梨状肌的位置关系,观察坐骨神经的行程和分支,腓总神经和胫神经的行程、分支及分布情况。

(二) 脑神经概况

1. 利用脑神经概况标本、颅底骨标本、脑干模型观察12对脑神经的连脑、出脑、出颅部位。

2. 在眼眶神经解剖标本上观察第Ⅱ、Ⅲ、Ⅳ、Ⅵ对脑神经及第Ⅴ对脑神经的分支眼神经。

3. 利用三叉神经解剖标本观察三叉神经节，以及三叉神经的三大分支（即眼神经、上颌神经、下颌神经）的分布。

4. 利用面神经标本观察面神经颅内分支和颅外分支。

5. 利用头颈部神经标本观察第Ⅸ、Ⅹ、Ⅺ、Ⅻ对脑神经标本。

（三）内脏神经

1. 利用自主神经模型，观察交感神经、副交感神经的低级中枢部位，节前纤维、节后纤维的行程和分布情况。观察交感神经的椎旁节、椎前节与副交感神经的睫状神经节、翼腭神经节、耳神经节、下颌下神经节。

2. 在自主神经标本上观察心丛、肺丛、腹主动脉丛、腹下丛。

四、实验测试

（一）随机抽几名学生在标本或模型上辨认以下结构：颈丛、臂丛、腰丛、骶丛主要分支，辨认第Ⅲ、Ⅳ、Ⅴ、Ⅵ、Ⅶ、Ⅸ、Ⅹ、Ⅻ对脑神经。

（二）练习题

1. 单项选择题

（1）支配肱二头肌的神经是　（　　）

A. 腋神经　　B. 肌皮神经

C. 桡神经　　D. 正中神经

（2）分布于乳头片面的胸神经前支是　（　　）

A. T_8　　B. T_6

C. T_4　　D. T_2

（3）支配腓骨长、短肌的神经是　（　　）

A. 坐骨神经　　B. 腓总神经

C. 腓浅神经　　D. 腓深神经

（4）分布于舌前2/3味蕾的神经是　（　　）

A. 舌神经　　B. 面神经

C. 舌下神经　　D. 舌咽神经

2. 填空题

（1）从颈静脉孔出颅的脑神经有__________、__________和__________。

（2）三叉神经有三大分支，即__________、__________和__________。

3. 名词解释

（1）脊神经节

（2）腰骶干

实验十七 中枢神经传导通路

一、目的与要求

【掌握】躯干、四肢深感觉和精细触觉传导通路的组成，各级神经元胞体位置和纤维束的名称，丘系交叉的水平和皮质投射区，躯干、四肢及头面部的浅感觉传导通路的组成，各级神经元胞体位置和纤维的名称，丘系交叉的水平和皮质投射区，皮质脊髓束的发起、行程、终止、支配情况，皮质核束的发起、行程及对脑神经核的控制概况。

【熟悉】传导通路的概念，视觉传导通路的组成，瞳孔对光反射通路的组成及临床应用，上、下运动神经元的概念及受损后的临床表现。

【了解】听觉传导通路的概况，锥体外系的概念及功能。

二、实验教具

（一）躯干、四肢的本体觉和精细触觉传导通路模型和挂图。

（二）躯干和四肢的痛觉、温度觉、粗触觉、压觉传导通路模型和挂图。

（三）头面部痛觉、温度觉和粗触觉传导通路模型和挂图。

（四）视觉传导通路模型和挂图。

（五）听觉传导通路模型和挂图。

（六）锥体系传导通路模型和挂图。

（七）锥体外系传导通路模型和挂图。

三、实验内容与教学方法

观察各传导通路的组成、各神经元胞体和纤维束交叉的位置，理解不同传导通路受损所导致的临床表现，初步学会根据患者临床表现推断其受损平面的方法。

1．躯干、四肢的本体觉和精细触觉传导通路

在躯干、四肢的本体觉和精细触觉传导通路模型或挂图上观察三级神经元、二次换神经元和一次神经纤维交叉（内侧丘系交叉）的位置以及薄束、楔束、内侧丘系、中枢的位置。

2．躯干和四肢的痛觉、温度觉、粗触觉、压觉传导通路

在躯干和四肢的痛觉、温度觉、粗触觉、压觉传导通路模型或挂图上观察三级神经元、二次换神经元和一次神经纤维交叉（白质前连合交叉）的位置以及脊髓丘脑侧束（传导痛觉、温度觉）、脊髓丘脑前束（传导粗触觉、压觉）、脊髓丘系、中枢的位置。

3．头面部的痛觉、温度觉、触觉和压觉传导通路

在头面部痛觉、温度觉、粗触觉和压觉传导通路模型或挂图上观察三级神经元、二次换

神经元和一次神经纤维交叉(三叉丘系交叉)的位置以及三叉丘系(三叉丘脑束)、中枢的位置。

4. 视觉传导通路

(1) 在视觉传导通路模型或挂图上观察三级神经元、二次换神经元和一次神经纤维交叉(视交叉)的位置以及视束、视辐射、视觉中枢的位置。

(2) 在视觉传导通路模型或挂图上观察瞳孔对光反射通路:光→一侧视网膜→视神经→视交叉→视束→上丘臂→顶盖前区(对光反射中枢)→两侧动眼神经副核→动眼神经→睫状神经节→节后纤维→双侧瞳孔括约肌收缩→两侧瞳孔缩小。

5. 听觉传导通路

在听觉传导通路模型或挂图上观察三级神经元、二次换神经元和一次神经纤维交叉(二级神经纤维交叉)的位置以及外侧丘系、听辐射、听觉中枢的位置。

6. 锥体系传导通路

在锥体系传导通路模型或挂图上观察上、下运动神经元胞体位置和皮质脊髓束、皮质核束的走行位置,皮质核束与脑干运动核的连接情况及锥体交叉部位。理解核上瘫和核下瘫的临床表现。

7. 锥体外系传导通路

在锥体外系传导通路模型或挂图上观察皮质-脑桥-小脑-皮质环路,及皮质-新纹状体-背侧丘脑-皮质环路。

四、实验测试

(一) 学生自找相关模型,按照老师的指令在模型上指认以下结构:脊髓丘系、内侧丘系、三叉丘系、外侧丘系、皮质脊髓前束、皮质脊髓侧束、视交叉、视束、视神经和三叉神经节、椎体交叉。

(二) 练习题

1. 单项选择题

(1) 脊髓内传导躯干、四肢皮肤精细触觉的纤维束是 ( )

A. 外侧丘系　　B. 内侧丘系

C. 脊髓丘脑束　　D. 薄束和楔束

(2) 下列关于左侧视神经损伤的描述,错误的是 ( )

A. 左眼视野全盲,右眼视野正常

B. 左眼直接对光反射消失,右眼间接对光反射消失

C. 左眼瞳孔散大,直接、间接对光反射均消失

D. 右眼瞳孔正常,直接对光反射存在,间接对光反射消失

(3) 下列关于上运动神经元损伤的描述,错误的是 ( )

A. 呈痉挛性瘫痪　　B. 肌张力增高,腱反射亢进

C. 病理反射阳性　　D. 瘫痪肌明显萎缩

2. 填空题

（1）躯干、四肢本体觉传导通路中，第一级神经元胞体位于________节，第二级神经元胞体位于________核，第三级神经元胞体位于________核。

（2）锥体束包括________和________。

3. 名词解释

（1）核上瘫

（2）核下瘫

（三）填图

（1）

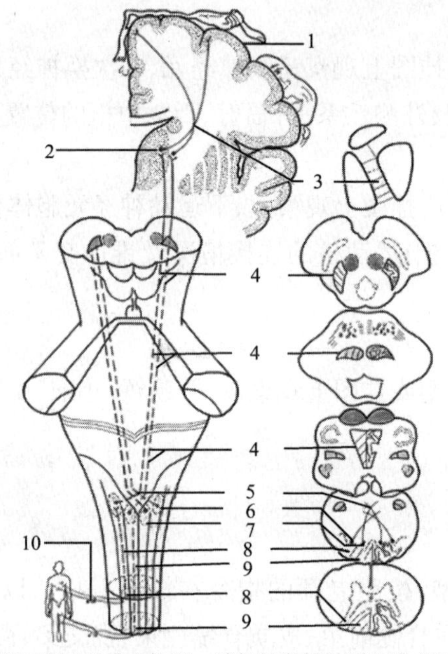

躯干和四肢的本体觉、精细触觉传导通路模式图

1：__________ 2：__________ 3：__________ 4：__________

5：__________ 6：__________ 7：__________ 8：__________

9：__________ 10：__________

(2)

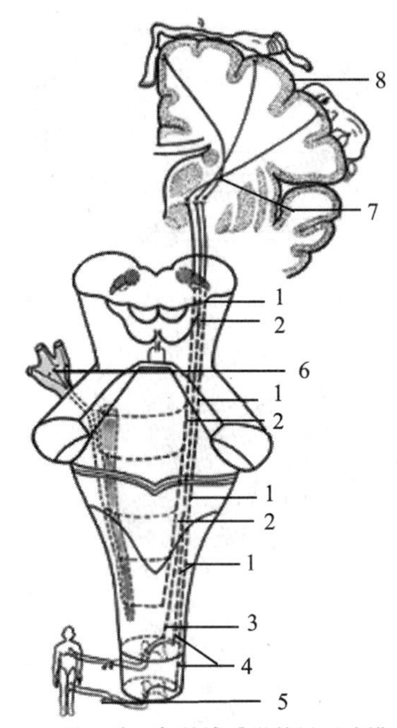

躯干、四肢、头面部的浅感觉传导通路模式图

1：________ 2：________ 3：________ 4：________

5：________ 6：________ 7：________ 8：________

(3)

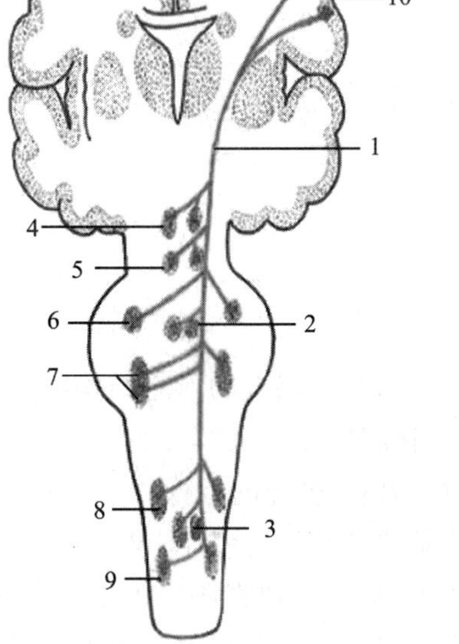

皮质核束的走行位置模式图

1：________ 2：________ 3：________ 4：________

5：________ 6：________ 7：________ 8：________

9：________ 10：________

（4）

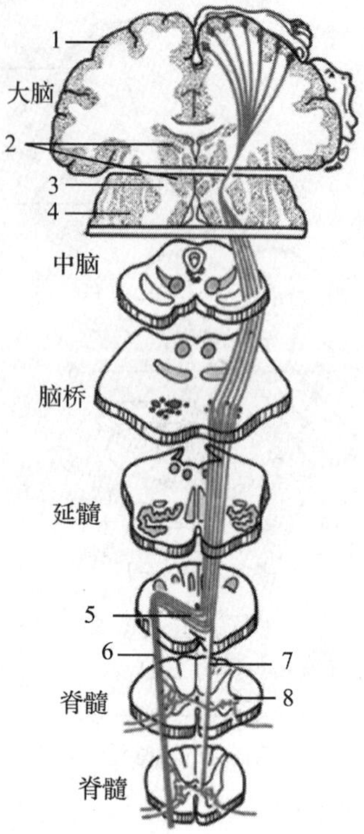

皮质脊髓束的走行位置模式图

1：______ 2：______ 3：______ 4：______

5：______ 6：______ 7：______ 8：______

实验十八　头、颈、胸部局部解剖

一、目的与要求

【掌握】甲状腺前面的层次以及各层次的形态结构特点及其临床意义，甲状腺的位置、毗邻、变异和甲状腺的被膜，甲状腺的血管及其邻近的神经关系和临床意义，气管颈部的位置、毗邻，乳房的淋巴回流，肋间血管、神经的走行和位置关系及其临床意义，胸膜的配布，脏胸膜、壁胸膜分别与胸壁及脏器的关系及其移行特点，胸膜腔的概念、特点，胸膜隐窝的形成及其临床意义，肺与胸膜的关系，肺尖与胸膜顶的体表投影，肺前界与胸膜前界反折线的体表投影，肺下界与胸膜下界的体表投影，胸膜腔穿刺的部位及其临床意义，纵隔的界限和分区。

【熟悉】额顶枕区的层次结构与临床的关系和该区的主要血管、神经的分布概况，面部血管、神经分布情况，颈深筋膜中层的位置、包绕的结构、形成的筋膜鞘（甲状腺鞘和颈血管鞘）及其临床意义，颈深筋膜深层（椎前筋膜）的位置、移行关系及腋鞘，气管前方的结构层次关系，颈静脉切迹、胸骨角、剑突、肋骨、肋间隙、肋弓、乳头的位置及其临床意义，胸大肌、胸小肌、前锯肌的位置和作用，肋间肌的配布、肌纤维方向和作用，胸腺、头臂静脉、上腔静脉、主动脉弓和动脉韧带的位置与毗邻关系，心包裸区和心脏的体表投影，心包腔穿刺和心内注射的部位及其临床意义。

【了解】颅顶区的境界和主要标志，颞区的层次结构与临床的关系，面部表情肌的名称、特点，咀嚼肌的名称、位置与作用，颈部境界、分区以及重要的体表标志和重要结构的体表投影，颈浅筋膜范围，浅静脉、皮神经的位置，颈阔肌的范围及其临床意义，颈深筋膜浅层包绕的结构，颈白线的形成，气管前间隙的位置、内含的结构和沟通关系，咽后间隙的位置，咽旁间隙的概念、内含结构及沟通关系，椎前间隙的位置及沟通关系，甲状旁腺的位置及其与甲状腺的关系，胸壁浅筋膜在不同部位的分布情况，胸壁浅动脉、静脉和皮神经的一般分布概况，心包的结构，心包腔、心包斜窦和横窦的位置，食管、胸导管、胸主动脉、交感干、奇静脉和半奇静脉的位置关系。

二、实验教具

（一）头、颈部局解标本。

（二）胸部局解标本。

（三）离体肺标本。

（四）头、颈、胸部局解挂图。

三、实验内容与教学方法

学生以6人为一组，在教师的指导下，对照标本、挂图进行观察。

1. 头、颈部局解标本

（1）观察额顶枕区的解剖层次，由浅入深分5层，即皮肤、皮下组织、枕额肌及帽状腱膜、腱膜下疏松结缔组织、颅骨外膜。

（2）观察浅筋膜的形态特点，寻找前组血管和神经（滑车上动脉、静脉、神经，眶上动脉、静脉、神经），后组血管和神经（枕动脉、静脉，枕大神经）。

（3）观察帽状腱膜，从正中矢状切面上观察腱膜下疏松结缔组织和颅骨外膜。

（4）从正中矢状切面上观察颅骨的外板、内板和二者之间的板障及板障静脉（骨标本）。

2. 颞区

（1）在耳前的浅筋膜内寻找颞浅动脉、静脉及耳颞神经，在耳后的浅筋膜内寻找耳后动脉、静脉及枕小神经。

（2）观察颞筋膜及颞筋膜下的颞肌。

3. 面部

（1）观察表情肌的分布、形态。

（2）观察面动脉及其分支（上、下唇动脉）、面静脉，注意其交通情况。

（3）观察颞浅动脉、耳颞神经和面神经颞支，注意颞浅动脉的前、后支走行及血管口径。

(4) 在眶下缘中点下方 0.5 cm 处分开提上唇肌，寻找眶下血管和神经。

(5) 在颏孔处分开降口角肌，观察颏血管和颏神经。

(6) 在腮腺前缘观察腮腺导管、面神经颧支、面神经颊支，在腮腺下端寻找面神经下颌缘支和颈支。

4. 颈部

(1) 观察颈阔肌的分布，颈外静脉的行程、流注关系。

(2) 观察舌骨下区的肌(胸骨舌骨肌、胸骨甲状肌、肩胛舌骨肌、甲状舌骨肌)，注意其位置。

(3) 观察颈动脉鞘内结构(颈总动脉、颈内静脉、迷走神经)，注意其位置关系。

(4) 观察甲状腺的位置、形态、血管分布，注意甲状腺上动脉与喉上神经的关系，甲状腺下动脉与喉返神经的关系，甲状腺最下动脉、甲状腺中静脉与颈内静脉的关系。注意观察甲状腺侧叶与颈交感干的关系。

(5) 观察气管颈部的位置、毗邻。

(6) 观察锁骨下动脉、臂丛神经排列位置与斜角肌的关系。

(7) 观察膈神经、副神经的行程及其与周围结构的关系。

(8) 观察胸导管、右淋巴导管的流注及其与静脉角的位置关系。

(9) 在颈部的横断面上观察颈部筋膜、筋膜间隙(气管前间隙、咽旁间隙、椎前间隙)、颈动脉鞘及鞘内结构。

5. 胸部

取胸部局解标本进行观察。

(1) 观察胸、腹壁静脉流注关系，女性乳房的位置、乳腺的结构、乳房后间隙。

(2) 观察肋间外肌及肋间外膜、肋间内肌、肋间血管和神经。

(3) 观察胸廓内动脉、静脉及胸横肌、胸内筋膜。

(4) 观察胸膜，探查胸膜腔、胸膜返折线、胸膜隐窝；观察胸腺三角和心包三角。

(5) 观察肺、胸膜、肺根，探查肺韧带；观察肺的形态，辨认肺门结构。

(6) 观察纵隔的境界和位置，观察纵隔左、右侧面，体会纵隔的分区，探查食管后隐窝。

(7) 在上纵隔前方寻认胸腺或胸腺剩件。

(8) 在左、右肺根前方及心包两侧观察膈神经、心包膈血管。

(9) 观察主动脉弓及其分支，在主动脉弓的下方寻找动脉韧带、左喉返神经、上腔静脉及左、右头臂静脉。

(10) 观察气管的位置、毗邻，左、右支气管及其夹角(可用游离标本观察)。

(11) 观察心包构成及心包腔，探查心包横窦、斜窦和前下窦。

(12) 观察心脏的位置和体表投影。

(13) 观察后纵隔内的结构：迷走神经、食管胸部、胸主动脉及其分支、胸导管、奇静脉、半奇静脉、副半奇静脉、交感干及内脏大、小神经等。

四、实验测试

（一）随机抽几名学生完成下列任务：

1. 简述额顶枕区的解剖层次和甲状腺的血供。
2. 在胸壁解剖标本上指出肋间外肌、肋间内肌、肋间神经、肋间血管。
3. 指出肺根结构、气管、主支气管、肺门淋巴结。
4. 在胸壁和纵隔解剖标本上指出主动脉弓、动脉韧带、膈神经、心包斜窦、心包横窦、胸导管。
5. 在颈部标本上寻找颈总动脉、副神经、颈交感干、喉上神经喉外支。

（二）练习题

1. 单项选择题

（1）乳房上部的淋巴管注入　（　　）

A. 胸外侧淋巴结和锁骨上淋巴结　B. 胸骨旁淋巴结

C. 胸肌间淋巴结　D. 胸肌淋巴结

（2）下列关于肺根的说法，正确的是　（　　）

A. 位于胸膜腔内　B. 自前向后为主支气管、肺动脉、肺静脉

C. 其前方有迷走神经　D. 右肺根上方有奇静脉弓

（3）下列关于上纵隔的说法，正确的是　（　　）

A. 自上而下分为3层　B. 前层有主动脉弓

C. 中层有胸腺　D. 气管位于后层

（4）一侧开放性气胸患者在呼吸时纵隔会左右摆动，其原因是　（　　）

A. 两侧胸膜囊互不交通　B. 破坏了两侧胸膜腔的负压

C. 破坏了两侧胸膜腔的等压　D. 两侧的胸膜腔积液不等

（5）下列结构既在上纵隔又在后纵隔的是　（　　）

A. 食管　B. 下腔静脉

C. 主动脉弓　D. 降主动脉

（6）头皮由　（　　）

A. 4层结构组成　B. 皮肤和皮下浅筋膜组成

C. 颅顶软组织组成　D. 皮下浅筋膜连接皮肤和帽状腱膜而成

（7）颈深筋膜深层与脊柱颈部间的间隙是　（　　）

A. 椎后间隙　B. 气管前间隙

C. 椎前间隙　D. 咽后间隙

2. 填空题

（1）两侧__________和__________结合构成胸骨下角。__________与__________构成剑肋角。

（2）在肋沟处，血管和神经的排列顺序自上而下依次为__________、__________和__________。

(3) 胸膜前界至第__________胸肋关节高度两侧靠拢,在第__________胸肋关节高度分开,形成上、下两个三角形无胸膜区,上区被称为__________,下区被称为__________。

(4) 纵隔呈矢状位,前界为__________,后界为__________,两侧为__________,上界为__________,下界为__________。

(5) 左头臂静脉较长,向右下斜越__________、__________和__________前面。

(6) 颞区软组织层次为__________、__________、__________、__________、和__________。

(7) 临床上气管切开术常选在第__________气管软骨环处进行。

3. 名词解释

(1) 腮腺床

(2) 肋膈隐窝

(3) 动脉导管三角

(4) 斜角肌间隙

实验十九 腹部局部解剖

一、目的与要求

【掌握】肝的位置、体表投影,肝门和肝蒂的结构与位置关系,胆囊的位置,胆囊底的体表投影,胆囊三角境界,胆囊动脉的变异,肝外胆道的组成、位置及毗邻关系,胃的位置、毗邻、韧带和血管,十二指肠的分部、毗邻,十二指肠悬肌的位置及其临床意义,脾的位置、毗邻、韧带和血管,阑尾的位置及其根部的体表投影,手术中寻找阑尾的方法,肝门静脉的位置、组成和行程及其主要属支的名称,肾的位置、被膜、毗邻,肾门、肾蒂内的结构与位置关系。

【熟悉】肝周间隙的名称、位置及其临床意义,肝周围韧带的名称、位置及其与其他结构的关系,胰的位置、毗邻和血液供应,空、回肠的位置,空、回肠的区别,小肠系膜的构成及空、回肠的血液供应,腹主动脉脏、壁支的名称和分布范围及分支吻合情况。

【了解】阑尾异常及其临床意义,盲肠的位置、形态,结肠的分部及其血供情况,腹膜后间隙的位置及主要器官,肾上腺的形态、位置和血管,输尿管的形态、行程及分部,腹主动脉的行程、毗邻,下腔静脉的行程和属支。

二、实验教具

(一) 腹前外侧壁的层次解剖标本。

(二) 腹股沟区的层次解剖标本。

（三）腹膜标本或模型。

（四）腹腔解剖标本。

（五）胃的血管、淋巴结和神经标本。

（六）示腹后壁器官和结构的标本。

三、实验内容与教学方法

（一）体表标志

结合标本在活体上观察和触摸剑突、髂嵴、耻骨结节、耻骨嵴、脐和半月线。

（二）腹前外侧壁

1. 腹前外侧壁的层次结构

利用腹前外侧壁的层次解剖标本，由浅入深逐层观察以下结构（由教师巡回指导）：

（1）皮肤

注意其厚度，比较它在前正中线和其他部位与深层结构连接的差别。

（2）浅筋膜

在脐平面以下，区分其脂肪层和膜性层，比较两层的结构差别；观察膜性层的附着和与邻近结构的移行关系。

（3）肌层

① 腹直肌：位于（腹）白线的两侧，包被于腹直肌鞘内。观察腱划与腹直肌鞘的关系。在两侧腹直肌鞘之间观察白线，注意白线的位置、形成、结构特点和上、下部的形态差别。

② 扁肌：位于腹直肌的外侧，由浅入深依次是腹外斜肌、腹内斜肌和腹横肌。观察各肌肌束的走向。

（4）腹横筋膜

腹横筋膜位于腹横肌的内面，观察它在上、下腹部的差异及其与腹横肌和腹直肌鞘连接的紧密程度。

（5）腹膜下筋膜

腹膜下筋膜位于腹横筋膜的深面。注意观察其不同部位脂肪含量的差别。

（6）壁腹膜

壁腹膜衬于腹膜下筋膜的内面。它在上腹部与腹横筋膜及腹直肌鞘后层连接紧密，不易分离；在下腹部则连接疏松，容易分离。

2. 腹前外侧壁的血管和神经

取腹前外侧壁的层次解剖标本进行观察，可见腹前外侧壁的血管和神经分浅、深两组。

（1）浅组（位于浅筋膜内）

① 动脉：上半部的动脉较细小，为肋间后动脉的分支。下半部较粗大的动脉有腹壁浅动脉，在腹股沟韧带的浅面，中、内 1/3 交界处寻认该动脉，并追踪观察其发出部位、走行方向和分布范围。

② 静脉:观察脐周静脉网的分布;寻认胸腹壁浅静脉,并追踪观察它们各自的注入部位。

③ 神经:主要为肋间神经的皮支,注意它们的走行方向和分布平面。

(2) 深组

① 动脉:在腹内斜肌和腹横肌之间寻找下5对肋间后动脉、肋下动脉和4对腰动脉,并总结它们的走行规律。在腹直肌的后面辨认腹壁上动脉和腹壁下动脉,观察它们的起始、分布和吻合。

② 静脉:与同名动脉伴行。

③ 神经:在腹内斜肌和腹横肌之间辨认下5对肋间神经、肋下神经、髂腹下神经和髂腹股沟神经,并观察它们的分布。

3. 腹前外侧壁的常用切口

在腹前外侧壁的层次结构标本上分别观察正中切口、旁正中切口、腹直肌切口、肋缘下斜切口、右下腹斜切口和腹前壁横切口处的层次结构以及所遇到的血管和神经。

4. 腹股沟区

(1) 层次结构

取腹股沟区的层次解剖标本由浅入深逐层进行观察。

① 皮肤:在活体上比较此区皮肤与腹前外侧壁其他部位皮肤的活动性。

② 浅筋膜:分为浅、深两层。在两层之间寻找腹壁下动、静脉,旋髂动、静脉,髂腹下神经和髂腹股沟神经。可在耻骨结节的外上方自上而下进行寻认。

③ 腹外斜肌腱膜:重点观察以下结构:

Ⅰ. 腹股沟管浅环:位于耻骨结节的外上方,注意它的外形、构成和通过的结构。

Ⅱ. 腹股沟韧带:由腹外斜肌腱膜下缘增厚而形成,注意观察其两端的附着部位。

Ⅲ. 腔隙韧带和耻骨梳韧带:在腹股沟韧带内侧端与耻骨梳之间进行寻认。腔隙韧带呈三角形,顶对着耻骨结节,底边朝向外侧,上缘与腹股沟韧带相连,下缘附着于耻骨梳内侧的骨面;耻骨梳韧带是腔隙韧带沿耻骨梳向外侧的延续部分。

Ⅳ. 髂腹下神经和髂腹股沟神经:在腹外斜肌腱膜的深面、髂前上棘内侧约2.5 cm处寻认由腹内斜肌穿出的髂腹下神经及其下方(约一横指)的髂腹股沟神经,观察其行程及与腹股沟浅环的关系。

Ⅴ. 腹内斜肌和腹横肌:比较两肌在腹股沟韧带上起点的差别;观察两肌下延与精索的关系,腹股沟镰的形成和附着部位;观察提睾肌及其与腹内斜肌和腹横肌的关系。

Ⅵ. 腹横筋膜:在腹股沟韧带中点的上方和腹壁下动脉的外侧辨认呈漏斗状凹陷的腹股沟管深环。

Ⅶ. 腹膜下筋膜和壁腹膜:此区的腹膜下筋膜脂肪含量较多,腹壁下动、静脉行于其中。壁腹膜在脐以下形成5条皱襞。观察这5条皱襞的位置,并分别在脐外侧襞下部的内、外侧寻认腹股沟内侧窝和腹股沟外侧窝。

(2) 腹股沟管

腹股沟管是腹股沟韧带内侧 1/2 上方潜在性的裂隙。注意检查它的四壁和两口：

① 前壁：为腹外斜肌腱膜。在管的外侧 1/3 处，腱膜深处尚有腹内斜肌的起始部。

② 后壁：为腹横筋膜。在管的内侧 1/3 处有腹股沟镰。

③ 上壁：为腹内斜肌和腹横肌的弓状下缘。

④ 下壁：为腹股沟韧带。

⑤ 内口：即腹股沟管深环，位于腹股沟韧带中点上方约一横指处。口的内侧有腹壁下动脉，浅层有腹内斜肌斜过。

⑥ 外口：即腹股沟管浅环，位于耻骨结节的外上方。

男性腹股沟管内有精索、髂腹股沟神经和生殖股神经的生殖支穿过。在精索的前下面和后内面分别寻认髂腹股沟神经和生殖股神经的生殖支，并追踪观察它们的分布。

（3）腹股沟三角

腹股沟三角位于腹股沟区的内下部。注意观察腹股沟三角境界及其与腹股沟内侧窝、腹股沟管浅环的位置关系。

（三）腹膜腔的间隙

取腹膜标本观察下列结构：

1. 结肠上区的腹膜间隙

结肠上区的腹膜间隙位于膈与横结肠及其系膜之间，被肝分为肝上间隙和肝下间隙，可参照表 1-3 进行观察和探查。

表 1-3　结肠上区的腹膜间隙

名　称	位　置	探查与观察方法
肝上间隙		
左肝上前间隙	肝左叶与膈之间，冠状韧带左半部的前方	用手沿肝左叶的上面向后探查，直至触及冠状韧带为止
左肝上后间隙	肝左叶与膈之间，冠状韧带左半部的后方	用手指自左三角韧带的后方向右探查
右肝上间隙	肝右叶前上面与膈之间，冠状韧带右半部的前方	用手沿肝右叶的上面向后探查，直至触及冠状韧带为止
肝下间隙		
左肝下前间隙	肝左叶的下方，横结肠上方，胃和小网膜的前方	按位置观察
左肝下后间隙	小网膜及胃的后方	将手指伸入网膜孔，探查其位置
右肝下间隙	肝右叶的后下方	轻轻掀起肝右叶，在肝与肾之间探查

2. 结肠下区的腹膜间隙

结肠下区的腹膜间隙位于横结肠及其系膜的下方。

（1）左结肠旁沟：位于降结肠与左侧腹壁之间。注意此沟与膈下间隙、左髂窝及盆腔的连通关系；寻查左结肠旁沟与膈之间有无膈结肠韧带的存在。

（2）右结肠旁沟：位于升结肠与右侧腹壁之间。观察此沟与膈下间隙、右髂窝及盆腔的连通关系。

(3) 左肠系膜窦:将空、回肠翻向右上,观察此窦的周界以及它与盆腔的连通关系。

(4) 右肠系膜窦:将空、回肠翻向左下,观察此窦的周界。将空、回肠推向下方观察左、右肠系膜窦的沟通部位。

总结并探查膈下间隙与盆腔的沟通关系。

(四) 胃

取腹腔解剖标本,结合腹膜标本观察下列结构:

1. 位置与毗邻

按腹部九分区观察胃在腹上区的位置,以及贲门、幽门与椎骨的对应关系。

观察肝左叶、膈和腹前壁与胃前壁的位置关系。将胃向上翻起,察看与胃后壁毗邻的"胃床"(左肾、左肾上腺、脾、胰、横结肠及其系膜)。

2. 韧带

在胃的周围寻认以下韧带:

(1) 肝十二指肠韧带:位于肝门与十二指肠之间。它左续肝胃韧带,右缘游离,后方有网膜孔。在肝十二指肠韧带的游离缘内寻认肝门静脉、胆总管和肝固有动脉,注意它们的位置关系。

(2) 肝胃韧带:位于肝门和胃小弯之间,内有胃左右血管、神经及淋巴结。

(3) 膈胃韧带:位于膈和胃的贲门之间,内有胃左动脉的食管支。

(4) 胃结肠韧带:连于胃大弯和横结肠之间,内有胃网膜左右血管、神经及淋巴结。

(5) 胃胰韧带:连于胃窦部的后壁与胰体之间。

(6) 胃脾韧带:连于胃大弯和脾之间,内有胃短血管。

3. 血管、淋巴结和神经

(1) 在小网膜内寻认下列结构:①沿胃小弯近侧段向右走行的胃左动、静脉及沿其排列的胃左淋巴结,注意在贲门的上方寻认胃左动脉、静脉食管支;②沿胃小弯远侧段走行的胃右动、静脉及沿其排列的胃右淋巴结;③位于胃幽门上方的幽门淋巴结。并注意上述血管的行程和流注关系。

(2) 在大网膜内寻认下列结构:①胃网膜左、右动静脉及沿其排列的胃网膜左、右淋巴结;②位于胃幽门下方的幽门淋巴结。并注意观察上述血管的行程和流注关系。在幽门的前方寻觅幽门前静脉。

(3) 在胃脾韧带内寻认胃短血管,观察其行程和流注关系。

(4) 将胃向上翻起,在脾门处寻认脾淋巴结。

4. 神经

取胃的血管、淋巴结和神经标本观察交感神经沿血管的分布。

(1) 交感神经

在胃的小弯侧、动脉周围寻认分布于胃壁的交感纤维。

(2) 副交感神经

先在食管腹部的前面找到迷走神经的前干,然后追踪观察下列分支:①肝支:经小网膜的两层之间向右走行至肝门，参加肝丛。②胃前支：在胃小弯上方约 1 cm 处沿胃小弯向右走行，沿途发出 4～6 支分布于胃前壁，最后在角切迹处以鸦爪形分支布于幽门部的前壁。

在胃的后方寻认迷走神经后干，并追踪观察下列分支：①胃后支：沿胃小弯深部走行，沿途发出分支到胃后壁，最后也以鸦爪形分支布于幽门部的后壁。②腹腔支：沿胃左动脉向右走行，参加腹腔丛。

（五）阑尾

取腹腔解剖标本，先在右髂窝内寻认阑尾，然后观察下列结构：①阑尾根部和 3 条结肠带的关系；②阑尾位置的类型；③在阑尾系膜的游离缘内寻认阑尾动、静脉，并分别追踪其发出和汇入部位；④阑尾根部的体表投影。

四、实验测试

（一）随机抽 2～3 名学生在标本上指出腹股沟管的位置并说明其结构，找出分布于胃的动脉、胆囊动脉、肝外胆道和左、右肠系膜窦的边界。

（二）练习题

1．单项选择题

（1）下列关于腹壁下动脉的叙述，正确的是（　　）

A．构成腹股沟三角的内侧界

B．体表投影为腹股沟韧带中、外 1/3 交点与脐的连线

C．腹股沟斜疝从动脉外侧进入腹股沟管

D．在腹内斜肌与腹横肌之间走行

（2）下列结构与腹股沟韧带无关的是（　　）

A．腹外斜肌腱膜　　B．腔隙韧带

C．耻骨梳韧带　　D．提睾肌

（3）下列关于胃的位置、毗邻的叙述，错误的是（　　）

A．胃大弯可达脐部　　B．胃前壁与肝左叶相邻

C．胃前壁下部是胃的触诊部位　　D．胃床由肝、胰、脾等组成

（4）胃的动脉来源于（　　）

A．腹腔干　　B．最多 5 条

C．胃左动脉、肝总动脉　　D．胃左动脉、肠系膜上动脉

（5）施行阑尾切除术时，寻找阑尾最可靠的方法是（　　）

A．在右髂窝内寻找　　B．在回盲部寻找

C．在盲肠末端寻找　　D．沿 3 条结肠带向盲肠末端寻找

2．填空题

（1）腹股沟管有两口、四壁，其前壁为__________，后壁为__________，上壁为__________，下壁为__________。内口由__________构成，位于__________；外口由__________构成，位于__________。

(2) 左侧睾丸(卵巢)静脉注入____________,右侧睾丸(卵巢)静脉注入____________。

3. 名词解释

(1) 胆囊三角

(2) 十二指肠悬肌

实验二十　脊柱区、盆部及会阴局部解剖

一、目的与要求

【掌握】枕下三角、听诊三角、腰上三角和腰下三角的境界及其内容物和临床意义,椎骨间的连结及其临床意义,膀胱的形态、位置、毗邻、生理变化及血供,子宫的形态、位置与毗邻,输卵管的位置、分部及其临床意义。

【熟悉】脊柱区的解剖层次结构特点,胸腰筋膜的分层,颈椎、胸椎、腰椎、骶骨和尾骨的形态结构特点,椎管的组成及形态特点,脊髓的被膜、硬脊膜外腔与蛛网膜下腔及其临床意义,梨状肌的位置及其与坐骨神经的关系,闭孔神经的行程和分布,骶丛神经的位置、分支与分布,盆腔内各脏器与腹膜的关系,腹膜形成的系膜、韧带、隐窝的名称和临床意义,子宫的韧带及血管、淋巴的流注关系,卵巢的位置与固定装置,阴道的形态、位置、毗邻及其与子宫颈的关系,直肠的形态、毗邻、位置,直肠的血供及神经分布和淋巴的流注关系,坐骨直肠窝的位置、结构特点及其临床意义。

【了解】脊柱区的境界、分部、体表标志,盆部和会阴的境界、分区、体表标志,骨盆的组成、分部,闭孔内肌、肛提肌、尾骨肌的位置和作用,盆部筋膜的分层、分布及连续关系和形成的韧带,筋膜间隙的位置及临床意义,髂内动脉的位置、行程、分支与分布,直肠上动脉、卵巢动脉与静脉的流注关系,输尿管在盆部的行程和毗邻关系,前列腺、精囊、输精管的位置和毗邻关系,会阴的概念、境界,广义会阴的分区,肛三角的境界、层次结构特点,尿生殖三角的境界、层次结构,男、女性会阴在结构上的异同。

二、实验教具

(一) 整具尸体标本(示肌肉、皮神经、血管)。

(二) 切开椎管示脊髓及脊神经的尸体标本。

(三) 脊髓模型。

(四) 全身骨架标本。

(五) 脊柱模型。

(六) 瓶装脊柱标本。

(七) 男、女性正中矢状切面和冠状切面标本。

（八）男性生殖系统解剖标本、模型及挂图。

（九）男、女性生殖系统各器官游离标本。

（十）男、女性盆腔解剖标本。

（十一）膀胱离体切开标本。

（十二）女性骨盆盆底肌及内生殖器模型。

（十三）男、女性盆腔正中矢状切面标本、模型及挂图。

三、实验内容与教学方法

（一）概述

在尸体标本上观察脊柱区的境界、分部和体表标志，并结合骨架标本和活体进行观察。

1. 脊柱区的境界

脊柱区是指脊柱及其后方和两侧软组织所共同配布的区域。其上界为枕外隆凸和上项线，下界为尾骨尖至髂后上棘的连线，两侧界为斜方肌的前缘、三角肌后缘上份、腋后襞与胸壁交界处、腋后线、髂嵴后份。

2. 脊柱区的分部

脊柱区自上而下可分为项区、胸背区、腰区和骶尾区。项区上界即脊柱区的上界，下界为第7颈椎棘突至两侧肩峰的连线。胸背区上界即项区的下界，下界为第12胸椎棘突、第12肋下缘至第11肋前端的连线。腰区上界即胸背区的下界，下界为两髂嵴后份至两髂后上棘的连线。骶尾区为两髂后上棘至尾骨尖三点间所围成的三角区。

3. 体表标志

脊柱区的体表标志有棘突、骶角、尾骨、髂嵴、髂后上棘、肩胛冈、肩胛下角、第12肋、竖脊肌。

（二）脊柱区软组织解剖层次

在尸体标本上观察脊柱区的层次结构。

1. 浅层结构

（1）皮肤

脊柱区的皮肤厚而致密，移动性小，富有毛囊和皮脂腺。

（2）浅筋膜

浅筋膜厚而致密，其中有较多的脂肪组织，并有许多结缔组织纤维束与深筋膜相连。项区的浅筋膜厚而坚韧，腰区的浅筋膜含脂肪较多。

（3）皮神经

① 项区：来自颈神经的后支，其中以枕大神经和第3枕神经的后支较为粗大。

② 胸背区和腰区：来自胸神经和腰神经后支的分支，在棘突两侧浅出，分布至胸背区和腰区的皮肤。其中第12胸神经的后支分布至臀区皮肤。第1—3腰神经后支的外侧支组成臀上皮神经，在竖脊肌外侧浅出胸腰筋膜，下越髂嵴分布至臀区上部皮肤。

③ 骶尾区：来自骶、尾神经后支的分支，以臀大肌起始部浅出深筋膜，分布至骶尾区皮肤。其中第1—3骶神经后支的分支组成臀中皮神经。

(4) 浅血管

项区的浅动脉主要来自枕动脉、颈浅动脉、肩胛背动脉等的分支，胸背区主要来自肩胛背动脉、胸背动脉和肋间后动脉等的分支，腰区主要来自腰动脉的分支，骶尾区来自臀上、下动脉的分支。各动脉均有伴行静脉。

2. 深筋膜

(1) 项筋膜

项筋膜位于斜方肌深面，包裹夹肌、半棘肌，内侧附于项韧带，上附于上项线，向下移为胸腰筋膜后层。

(2) 胸腰筋膜

胸腰筋膜在胸背区薄弱，覆于竖脊肌表面，在腰部发达、增厚，并分为前、中、后3层。后层覆于竖脊肌浅面，并作为下后锯肌和背阔肌的起始部，向下附于髂嵴，向上延续于项筋膜，外侧在竖脊肌外侧缘与中层愈合，形成竖脊肌鞘，内侧附于棘上韧带和腰椎横突。中层位于竖脊肌与腰方肌之间，其内侧附于腰椎横突和横突间韧带，外侧于腰方肌外侧缘与前层愈合，形成腰方肌鞘，并作为腹横肌的起始部，向上附于第12肋下缘，向下附着于髂嵴。中层上部张于第12肋与第1腰椎横突之间的部分增厚，形成腰肋韧带。前层居腰方肌前面(又称腰方肌筋膜)，向上附于第12肋，向下附于髂嵴与髂腰韧带，其内侧附于腰椎横突。

3. 肌

脊柱区的肌主要由背肌和部分腹肌组成。由浅入深可分为以下4层：第一层为斜方肌、背阔肌和腹外斜肌后部；第二层为夹肌、肩胛提肌、菱形肌、上下后锯肌和腹内斜肌后部；第三层为竖脊肌和腹横肌后部；第四层为枕下肌、横突棘肌和横突间肌等。

4. 深部血管和神经

(1) 动脉

项区主要由枕动脉、颈横动脉、肩胛背动脉和椎动脉等供血；胸背区由肋间后动脉、肩胛背动脉和胸背动脉等供血；腰区由肋下动脉和腰动脉等供血；骶尾区由臀上、下动脉等供血。

(2) 静脉

脊柱区的深静脉与动脉伴行，并经椎静脉丛与椎管内外、颅内及盆部的深静脉相交通。

(3) 神经

脊柱区的神经主要来自副神经、胸背神经、肩胛背神经和31对脊神经的后支。

① 副神经：自胸锁乳突肌后缘中、上1/3交点处斜向外下，经枕三角至斜方肌前缘中、下1/3处的深面入该肌，分支分布于斜方肌和胸锁乳突肌。

② 胸背神经：起自臂丛后束，与同名动脉伴行，沿肩胛骨外侧缘下行，支配背阔肌。

③ 肩胛背神经：起自臂丛，与同名动脉伴行，支配肩胛提肌和菱形肌。

④ 脊神经后支：在椎间孔处由脊神经分出，绕上关节突外侧行向后至相邻横突间，分为内侧支(后内侧支)和外侧支(后外侧支)，分布于脊柱区深层肌，并分出皮支浅出，分布于脊

柱区的皮肤。

（三）肌间三角

在尸体标本上辨认脊柱区的肌间三角，并结合活体进行观察。

1. 枕下三角

枕下三角是位于项区上部深面、由枕下肌围成的三角。其外上界为头上斜肌，外下界为头下斜肌，内上界为头后大直肌。该三角内有椎动脉和枕下神经经过。

2. 听诊三角

听诊三角又称肩胛旁三角，是位于斜方肌的外下方与肩胛骨内侧缘下份之间的肌间隙。其内上界为斜方肌的外下缘，外侧界为肩胛骨的内侧缘，下界为背阔肌的上缘。该三角的深面为第 6 肋间隙。该区胸壁较薄，是背部听诊肺呼吸音较清楚的部位。

3. 腰上三角

腰上三角居背阔肌深面、第 12 肋的下方。其内侧界为竖脊肌的外侧缘，外下界为腹内斜肌的后缘，上界为第 12 肋与下后锯肌的外下缘。该三角的底为腹横肌腱膜，深面自上而下有 3 条神经与第 12 肋平行排列走行，它们是肋下神经、髂腹下神经和髂腹股沟神经。

4. 腰下三角

腰下三角居腰区下部、腰上三角的外下方，由背阔肌前下缘、腹外斜肌后缘和髂嵴所围成。该三角的底为腹内斜肌，表面仅有皮肤和浅筋膜。右侧腰下三角的前方与阑尾和盲肠相对应，故盲肠后位阑尾炎时，该三角区会有明显压痛。

（四）脊柱

1. 脊柱的组成

在脊柱模型和瓶装标本上观察脊柱的组成、生理性弯曲及椎骨间的连结。

脊柱由 24 块椎骨、1 块骶骨和 1 块尾骨借椎间盘、韧带和关节构成。在婴幼儿期，各骶椎、尾椎借韧带和软骨连接。随着发育与成长，5 块骶椎和 4 块尾椎分别融合成骶骨和尾骨。

2. 脊柱的生理性弯曲

脊柱从侧面观有 4 个生理性弯曲，即颈曲、胸曲、腰曲和骶曲，其中颈曲、腰曲凸向前，胸曲、骶曲凸向后。

3. 椎骨间的连结

（1）韧带

连接椎体间的韧带有前纵韧带、后纵韧带。连接椎弓间的韧带有黄韧带、横突间韧带、棘上韧带和棘间韧带。项部的棘上韧带较发达，称项韧带。

（2）椎间盘

人体共有 23 个椎间盘，位于相邻两椎体之间，并连接相邻的椎体。骶椎间的椎间盘在成年后骨化，第 1、2 颈椎之间无椎间盘。椎间盘由髓核和纤维环组成。前者为富有弹性的胶体物，居椎间盘中央略偏后；后者坚韧，前厚后薄，包围髓核并与上下椎体软骨的边缘相连接，可以防止髓核向周围膨出。椎间盘在颈部和腰部最厚。

(五) 椎管及其内容物

1. 脊髓被膜

在脊髓模型、瓶装标本及尸体标本上观察脊髓的被膜。

脊髓表面被覆3层被膜,由外向内依次为硬脊膜、脊髓蛛网膜和软脊膜。

2. 脊神经根

在切开椎管示脊髓及脊神经的尸体标本上观察脊神经根的行程、分段及其与椎间孔的位置关系。

(六) 骨盆、盆壁和盆膈

1. 骨盆

取骨盆连结标本,自后向前摸认大、小骨盆的界线。小骨盆有上、下两口,小骨盆上口即为骨盆界线;小骨盆下口由耻骨联合下缘、耻骨下支、坐骨支、坐骨结节、骶结节韧带和尾骨尖围成。小骨盆的内腔即骨盆腔。

2. 盆壁

取显示盆膈肌和盆壁肌的标本,观察梨状肌、闭孔内肌、肛提肌、尾骨肌。理解盆筋膜的脏、壁两层以及盆膈上、下筋膜。

3. 盆腔概观

(1) 男性盆腔内脏器和腹膜

膀胱位于盆腔前部,紧贴耻骨联合后面;输精管壶腹和精囊紧贴膀胱底后面,输尿管和输精管盆部沿盆侧向下内行向膀胱底,输精管盆部从外侧到内侧越过输尿管的上方,末端扩大成为输精管壶腹。前列腺位于膀胱颈下方。直肠位于盆腔后部、骶骨前面,上续乙状结肠,下接肛管。

腹前外侧壁腹膜覆盖膀胱的上面及底的上份,以及精囊和输精管壶腹的上部,继向后返折,覆盖直肠中部的前面及上部的侧面和前面(直肠下部无腹膜覆盖)。再向上裹覆乙状结肠,移行为乙状结肠系膜,膀胱上面的腹膜向两侧移行为骨盆侧壁腹膜。在直肠和膀胱之间的腹膜移行处,称直肠膀胱陷凹。凹的两侧各有一条直肠膀胱襞或骶生殖襞。

(2) 女性盆腔内脏器和腹膜

膀胱和尿道位于前方,直肠位于后方,子宫和阴道居中间。子宫两旁有输卵管和卵巢。

盆部腹膜覆盖膀胱、直肠和乙状结肠的情况基本与男性相似,但从膀胱上面后缘折转至子宫体、底和阴道穹后部后面,返折至直肠。由膀胱返折至子宫体处形成膀胱子宫陷凹;由子宫体、颈向下经阴道穹后部后面返折至直肠处,形成直肠子宫陷凹,这是女性腹膜腔的最低处。此凹两侧界为直肠子宫襞,其内为骶子宫韧带。子宫前、后壁腹膜在其两侧愈合成双层腹膜皱襞,并延至盆腔侧壁,称子宫阔韧带。

4. 盆筋膜和盆筋膜间隙

(1) 盆筋膜

盆筋膜分为盆壁筋膜、盆脏筋膜和盆膈筋膜。闭孔内肌筋膜和梨状肌筋膜分别覆盖于闭孔内肌和梨状肌盆面,骶前筋膜覆盖于骶骨前面,从耻骨联合后面至坐骨棘之间筋膜显著增厚的部分形成肛提肌腱弓。介于盆腔腹膜之外、盆膈之上和盆壁筋膜之间的结缔组织，称盆脏筋膜。观察由盆脏筋膜形成的直肠膀胱膈（男性）、直肠阴道膈和膀胱（尿道）阴道膈（女性）。

（2）盆筋膜间隙

耻骨与膀胱之间的间隙为耻骨后间隙，直肠与骶前筋膜之间的间隙为直肠后间隙，直肠与骨盆腔侧壁之间的间隙为直肠旁间隙。注意观察各间隙与腹膜的关系。

（七）盆部的血管、淋巴结和神经

1. 沿乙状结肠系膜右侧面找到肠系膜下动脉，追踪其终支直肠上动脉。

2. 将直肠推向前，沿骶骨前面中部找到骶正中动脉及沿血管排列的骶淋巴结。如为男性标本，在腹股沟深环处找到输精管，分离输精管和睾丸血管，注意此血管在盆部并未伴随输精管。追踪此血管至大骨盆上缘水平处为止。

3. 髂总动脉在骶髂关节前方分为髂内动脉和髂外动脉。分别辨认前、后干及其分支。

如为女性标本，在子宫阔韧带后层腹膜处找到卵巢和卵巢上端的卵巢悬韧带，并找到卵巢血管，查看走行情况。在子宫颈外侧找到输尿管，查看与其前上方的子宫动脉的交叉关系。

在腰大肌内侧深面找出腰骶干向下并加入骶丛。

（八）会阴

取男、女性会阴标本，观察下列结构：

1. 肛区（肛门三角）

肛门周围有丰富的脂肪，起到弹性垫的作用。在坐骨结节内侧面 3 ~ 4 cm 处，可见由阴部管穿出的阴部血管和阴部神经。由阴部动脉分出的肛动脉、会阴动脉和阴茎（蒂）背动脉分别分布到肛门、会阴和阴茎或阴蒂。阴部神经分出肛神经、会阴神经和阴茎（蒂）背神经，伴随其血管分布于相应的部位。

2. 尿生殖膈区（尿生殖三角）

在会阴浅隙内有下列 3 对会阴肌：会阴浅横肌位于尿生殖三角后缘处，由坐骨结节走向会阴中心腱；球海绵体肌位于尿生殖区中部，覆盖尿道球和尿道海绵体后部，在女性该肌围绕阴道前庭两侧覆盖前庭球和前庭大腺表面；坐骨海绵体肌居尿生殖区的两侧，附着于耻骨下支和坐骨支，并覆盖在阴茎（蒂）脚上。在会阴浅横肌的深面，可见会阴深横肌，该肌围绕尿道膜部周围的部分，称尿道（膜部）括约肌（尿道外括约肌），在女性为尿道阴道括约肌。同时可见阴茎（蒂）背血管和神经。

四、实验测试

（一）随机抽几名学生在活体或标本或模型上辨认下列结构：膀胱底、膀胱三角、子宫底、输卵管峡部、子宫动脉、输尿管、阴部内动脉、阴部神经、球海绵体肌、尿道阴道括约肌、髂嵴、肩胛下角。

（二）练习题

1. 单项选择题

（1）下列关于盆膈的描述，错误的是 （ ）

A. 盆膈肌为肛提肌和尾骨肌
B. 它将盆腔与会阴分隔开
C. 其前部有盆膈裂孔
D. 由盆膈肌及其盆膈上、下筋膜构成
E. 尿生殖膈位于其上方

（2）下列动脉不是髂内动脉分支的是 （ ）

A. 膀胱上动脉
B. 膀胱下动脉
C. 臀下动脉
D. 臀上动脉
E. 直肠上动脉

（3）肛管皮肤与黏膜的移行处是 （ ）

A. 肛梳
B. 白线
C. Hilton 线
D. 齿状线
E. 肛直肠线

（4）下列关于耻骨后间隙的叙述，正确的是 （ ）

A. 又称膀胱后隙
B. 其上界为腹膜返折部，下界为盆膈
C. 两侧为耻骨前列腺韧带，后界为直肠
D. 子宫手术切口入路无须经过此间隙
E. 耻骨骨折合并膀胱或尿道损伤常会引起此间隙出血、尿外渗

（5）下列有关女性直肠毗邻的叙述，正确的是 （ ）

A. 后面邻骶前间隙
B. 上部前面与子宫膀胱陷凹相邻
C. 下部前面与肛提肌相贴
D. 两侧与阴道后壁相邻
E. 两侧的上部与盆丛相邻

2. 填空题

（1）广义会阴境界与__________一致，呈__________。前角为__________，后角为__________，前外侧边为________，后外侧边为________。两侧角以坐骨结节连线为标志，可分为两个三角区，前方为______________，后方为__________。

（2）睾丸外面包被的结构层次由外向内依次是皮肤、________、________、________、________和睾丸鞘膜。

（3）临床上子宫附件指的是________与________。

（4）直肠后隙位于__________和__________之间。上界与__________相通，下界为__________，两侧借__________与骨盆直肠隙相隔。该隙感染向上蔓延可至__________。

（5）维持子宫前倾前屈的韧带是________及________。

3. 名词解释

（1）会阴

（2）听诊三角

（3）坐骨肛门（直肠）窝

实验二十一　四肢局部解剖

一、目的与要求

【掌握】上肢浅静脉(头静脉、贵要静脉、肘正中静脉)的行程、属支、流注关系及临床意义,上肢动脉主干的行程、主要分支及分布和侧副吻合的情况,腋动脉的主要分支、行程及分布,掌腱膜的形成、功能和临床意义,屈肌支持带和腕管的概念及腕管内通过的结构,下肢浅静脉的行程、属支、流注关系及其临床应用,下肢动脉主干的行程及主要分支、分布和吻合情况,肌腔隙的位置、境界、通过的内容结构,血管腔隙的位置、境界、通过的内容结构,股鞘的构成与分部,股管的位置、形态、内容和临床意义。

【熟悉】腋窝各壁的组成及腋窝底的构成层次,臂丛神经的位置和腋动脉的关系以及主要分支与分布,手掌的皮肤和浅筋膜的结构特点及其临床意义,掌中间隙和鱼际间隙的境界及其临床意义,手掌侧腱滑液鞘的名称、交通关系和临床意义,下肢浅淋巴结的流注关系和收集范围,下肢神经的行程、分布,股三角的位置、边界及其内容物的排列关系,腘窝的内容及其相互关系,踝管的组成及其通过的结构。

【了解】上肢的境界、分部、体表标志,深筋膜的配布及其移行的肌间隔和前臂骨间膜的情况,肩部肌、臂肌、前臂肌、手肌的各肌名称和各肌群的主要作用,上肢深静脉的名称、位置及其与浅静脉的关系,上肢的神经行程和分布,腋窝的位置、形态,腋淋巴结群的分群,各群的位置、收集范围、流注关系及其临床意义,手休息时的正常姿势,指端结构的特点及其临床意义,下肢的境界、分部、体表标志,下肢皮神经的分布,下肢深筋膜的范围、移行情况及结构特点,臀肌、大腿肌、小腿肌的位置和名称及作用,下肢深静脉与浅静脉的吻合关系及其临床意义,腘窝的境界。

二、实验教具

(一) 整具尸体标本(示肌肉和血管神经)。

(二) 全身血管铸型标本。

(三) 离体上肢标本(示血管、神经)。

(四) 瓶装手标本和手模型。

(五) 离体下肢标本(示血管、神经)。

三、实验内容与教学方法

（一）上肢

1. 概述

在尸体标本上观察上肢的境界、分部与表面解剖标志，并结合活体进行辨认。

（1）上肢的境界

上肢与颈部和胸部相连，其上界为锁骨上缘外侧 1/3、肩峰，下界为通过腋前、后皱襞在胸壁上的连线，前界为三角肌与胸大肌间沟，后界为三角肌后缘上份。

（2）上肢的分部

上肢可分为肩、臂、肘、前臂和手部，各部又可分为若干区。

（3）上肢的体表标志

锁骨、肩峰、肩胛冈、肱二头肌内外侧沟、肱骨内上髁、外上髁、尺骨鹰嘴、尺骨茎突、桡骨茎突、鱼际、小鱼际、掌心及鼻咽壶。

（4）体表投影

① 腋动脉与肱动脉的体表投影：上肢外展 90°，手掌向上，从锁骨中点至肘窝中点远侧 2 cm 处的连线，上 1/3 为腋动脉的投影，下 2/3 为肱动脉的投影。

② 桡动脉的体表投影：自肘窝中点下一横指处至桡骨茎突尺侧的连线。

③ 尺动脉的体表投影：自肘窝中点下一横指处至豌豆骨桡侧的连线。

2. 腋腔

在整体标本上观察腋腔的组成及其内容物。

（1）腋腔的组成

腋腔由一顶、一底和四壁构成。

① 顶：是腋腔的上口，朝上，由第 1 肋外缘、肩胛骨上缘和锁骨外侧 1/3 段围成。

② 底：朝向下外，由皮肤、浅筋膜和腋筋膜覆盖。腋筋膜与腋腔各壁的深筋膜相延续，中央部薄弱，有皮神经、浅血管和浅淋巴管穿过且呈筛状，故又称筛状筋膜。

③ 前壁：由浅入深依次由皮肤、浅筋膜、深筋膜、胸大肌、胸小肌和锁胸筋膜构成。锁胸筋膜呈三角形，是胸小肌上缘与锁骨之间的致密膜性结缔组织。

④ 后壁：由肩胛下肌、大圆肌、背阔肌和肩胛骨构成。后壁上有三边孔和四边孔。三边孔的上界为小圆肌和肩胛下肌，下界为大圆肌和背阔肌，外侧界为肱三头肌长头。三边孔内有旋肩胛动脉通过。四边孔上界为小圆肌和肩胛下肌，下界为大圆肌和背阔肌，外侧界为肱骨外科颈，内侧界为肱三头肌长头。四边孔内有腋神经和旋肱后动脉通过。

⑤ 外侧壁：由肱骨近段、喙肱肌和肱二头肌长、短头构成。

⑥ 内侧壁：由上 5 位肋骨、前锯肌和肋间肌构成。

（2）腋腔的内容物

腋腔内主要有腋动脉及其分支、腋静脉及其属支、臂丛及其分支、腋淋巴结群和疏松结缔组织等结构。

① 腋动脉：自第 1 肋外侧缘续于锁骨下动脉，沿腋腔外侧壁下行，以胸小肌为界分为 3 段：第 1 段位于胸小肌以上，位置最深；第 2 段位于胸小肌后方，臂丛的后束、内侧束和外侧束包绕腋动脉的周围；第 3 段位于胸小肌下缘以下，位置较浅。

② 腋静脉：与腋动脉伴行，位于其前内侧，由肱静脉汇合而成。其属支与胸壁静脉有广泛的吻合，故在乳腺癌根治术中须处理好这些吻合支。

③ 臂丛：由外侧束、内侧束和后束构成，先在腋动脉第 1 段的外后，继而围绕在腋动脉第 2 段的周围，外侧束位于腋动脉的外侧，内侧束位于腋动脉的内侧，后束位于腋动脉的后方。至腋动脉第 3 段时，外侧束发出肌皮神经、胸外侧神经、正中神经外侧根，内侧束发出胸内侧神经、前臂内侧皮神经、臂内侧皮神经、尺神经及正中神经内侧根，后束发出桡神经、腋神经、肩胛下神经和胸背神经。此外，臂丛在锁骨上部还发出胸长神经。在乳腺癌根治术清扫淋巴结时，须保护好胸长神经和胸背神经，以免影响上肢的功能。

④ 腋鞘：为颈深筋膜深层延续至腋窝，包绕腋动、静脉和臂丛的锁骨下部所形成的筋膜鞘。

3. 肘前区

在整体标本上观察肘前区的浅、深层结构。

(1) 浅层结构

① 浅静脉：在肱二头肌腱的外侧和内侧分别有头静脉和贵要静脉，两条浅静脉之间有吻合静脉相接。

② 皮神经：前臂内侧皮神经与贵要静脉伴行，前臂外侧皮神经位于头静脉的后方，在肱二头肌腱的外侧穿出深筋膜。

(2) 深层结构

① 深筋膜：肘前区的深筋膜上接臂筋膜，下连前臂筋膜，由于有肱二头肌腱膜在该处加强而使筋膜增厚。肱二头肌腱膜起自肱二头肌的内侧缘斜向下至前臂筋膜并与之融合，前臂屈肌起于其深面。肱二头肌腱膜上缘与肱二头肌腱移行处是触摸肱动脉搏动和测量血压的听诊部位。

② 肘窝：是肘前区略呈三角形的浅窝。肘窝底位于近侧，尖朝向远侧。上界为肱骨内、外上髁的连线，下内侧界为旋前圆肌，下外侧界为肱桡肌，底为肱肌和旋后肌，顶由浅入深依次为皮肤、浅筋膜、深筋膜和肱二头肌腱膜。在肱二头肌腱外侧主要有前臂外侧皮神经和桡神经，在肱二头肌腱内侧主要有肱动脉和正中神经。

4. 手

在整体标本和瓶装手标本上观察手的皮肤和浅筋膜、手掌的深筋膜、屈指肌腱、蚓状肌和指端的结构特点，并结合活体对比观察手掌、手背的皮肤，辨认指端的结构。

(1) 手掌的皮肤和浅筋膜

手掌的皮肤厚而致密，有较厚的角质层，富有汗腺，无毛发和皮脂腺。手掌的浅筋膜有较厚的脂肪垫，并有许多垂直的纤维束，浅面连于皮肤，深面连于掌腱膜，因此手掌的皮肤移动性不大。然而当手掌发生感染时，脓液多局限于一处，肿胀不甚明显，脓肿不易破溃，易向深部扩散。切开引流时,须将纤维束切断才能引流通畅。手术切口一般应与手掌皮纹平行,这样可减少瘢痕挛缩,从而保证手的功能。

(2) 手背的皮肤和浅筋膜

手背的皮肤薄、柔软而富有弹性,易移动,有毛发和皮脂腺。手背的浅筋膜较少,薄而疏松,使皮肤的移动性大,但在外力作用下易出现撕脱性损伤。

(3) 手掌深筋膜

手掌深筋膜可分为三部分,即内部、外部和中间部。内、外部均较薄弱,分别覆盖小鱼际和鱼际,中间部浅层增厚形成掌腱膜。深层覆盖于骨间肌浅面,称骨间掌侧筋膜。

① 掌腱膜:呈三角形,厚而坚韧,其远端展开分为4束分别止于第2—5指近节指骨底两侧,近端与掌长肌腱相连。在掌骨头处,掌腱膜深层的横行纤维与其远端发出的4束纵行纤维之间围成3个指蹼间隙,其内含有大量脂肪、血管、神经和蚓状肌腱,是手掌、手背和手指的掌、背侧之间的通道。

② 屈肌支持带:是由手掌筋膜在腕前部增厚而形成的,其外侧端附着于大多角骨和手舟骨,内侧端附着于豌豆骨和钩骨。

③ 腕管:由屈肌支持带和腕骨沟共同围成,管内有9条屈指肌腱及其腱滑液鞘和正中神经通过。

(4) 屈指肌腱和蚓状肌

① 屈指肌腱:共9条,经腕管入手掌,有4条指浅屈肌腱、4条指深屈肌腱和1条跗长屈肌腱。其中指浅屈肌腱末端分别在第2—5指近节指骨中部分为两脚,止于中节指骨底的两侧;指深屈肌腱在指浅屈肌腱深面,穿指浅屈肌腱两脚之间,止于远节指骨底;跗长屈肌腱止于跗指末节。

② 蚓状肌:共4块,分别起自于4条指深屈肌腱的桡侧,绕过手指,止于近节指骨背面的指背腱膜。

(5) 指端结构特点

末节指骨背侧有指甲,为皮肤的衍生结构,由真皮增厚而形成。甲下的真皮为甲床。指甲近侧嵌入皮内的部分为甲根。甲根部的皮肤生发层是指甲的生长点,手术时须加以保护。围绕甲根及其两侧的皮肤皱褶为甲廓。甲廓与甲之间的沟为甲沟。甲沟处极易因外伤而发生感染形成甲沟炎,如蔓延至甲下,形成甲下脓肿,则须及时手术治疗。

(二) 下肢

1. 观察大隐静脉及其属支、腹股沟浅淋巴结、腹壁浅静脉、旋髂浅静脉、阴部外静脉及伴行的同名浅动脉,股外侧皮神经和隐神经。尚可见股神经前皮支和闭孔神经的皮支。

2. 观察股三角:股三角的外侧界为缝匠肌内侧缘,内侧界为长收肌内侧缘及构成上界的腹股沟韧带。查看股神经、股动脉、股静脉和股管。查看股鞘,探查其上口(股环),辨认股环各界,即前界为腹股沟韧带,后界为耻骨梳韧带,内侧界为腔隙韧带,外侧界为分隔股静脉的纤维隔。股动脉在腹股沟韧带下方2~5 cm处发出股深动脉,向下入长收肌的深面,在股三角内发出旋股内侧动脉和旋股外侧动脉。

3. 观察收肌管:在大腿中 1/3 处将缝匠肌拉向外侧,可见其深面有较厚的腱膜,称为大收肌腱板,为收肌管的前壁。查看管内的股动脉、股静脉、隐神经以及三者之间的位置关系。

4. 观察股四头肌: 提起股直肌中部,可见其深面有股中间肌,其内、外侧分别有股内侧肌和股外侧肌。

5. 检查股内侧区的肌肉、血管和神经:从外侧向内侧观察浅层的耻骨肌、长收肌和股薄肌,在长收肌的深面有短收肌和闭孔神经前支。短收肌深面有闭孔神经后支,该支分支至闭孔外肌和大收肌。

6. 观察臀部肌肉由浅入深依次为臀大肌、臀中肌、臀小肌、梨状肌、闭孔内肌腱和股方肌。

7. 观察梨状肌出坐骨大孔后止于大转子,并将该孔分为梨状肌上、下孔。出入梨状肌上孔的血管和神经包括臀上动、静脉和臀上神经,它们走行在臀中、小肌之间,分布到臀中、小肌。出入梨状肌下孔的血管和神经包括坐骨神经、股后皮神经、臀下血管和神经,注意坐骨神经的穿出部位。同时可见阴部神经、阴部血管经坐骨下孔进入坐骨肛门(直肠)窝,分布到会阴部、外生殖器和肛门周围。

8. 观察股后群肌,即股二头肌、半腱肌、半膜肌及坐骨神经,注意坐骨神经的分支分布到股后群肌。

9. 查看腘窝内容:在股二头肌下部的内侧找出腓总神经及其发出的腓肠外侧皮神经,再沿腘窝正中线找出胫神经及其发出的腓肠内侧皮神经。在胫神经深面找出腘动、静脉及附近的淋巴结。循腘动、静脉向上,查看经收肌腱裂孔接续股动、静脉的情况。

查看半腱肌、半膜肌和股二头肌长头都起自坐骨结节,将股二头肌提起,查看股深动脉的穿动脉分支情况。

10. 查看小隐静脉及其伴行的腓肠神经。向上追踪腓肠神经至腓肠外侧皮神经的交通支与腓肠内侧皮神经吻合处,继续向上查看它们在腘窝的发出点和注入点。观察腓肠肌内、外侧头的起点,在腘窝内辨认胫神经和腘动脉。再观察比目鱼肌起点及比目鱼肌腱弓。同时查看趾长屈肌、踇长屈肌和胫骨后肌。比目鱼肌与腓肠肌共同形成跟腱,止于跟骨结节。在腓肠肌和比目鱼肌的深面查看胫神经和胫后动脉及分支分布。

11. 在小腿前外侧面观察深筋膜。在踝部的前面和外侧面深筋膜形成伸肌上支持带,在跟骨外侧面与内踝和足内侧缘之间形成伸肌下支持带,在外踝后方与下方有腓骨肌上、下支持带。再依次查认胫骨前肌、踇长伸肌和趾长伸肌及第三腓骨肌。在小腿外侧有腓骨长肌和腓骨短肌。在胫骨前肌和趾长伸肌之间找出循骨间膜前面下行的胫前动脉及其伴行静脉,至足背改名为足背动、静脉。在腓骨头后方找到已显露的腓总神经,查看腓总神经绕腓骨颈外侧分为腓浅、深神经。观察腓浅神经、腓深神经的分支与分布。

12. 在足底观察深筋膜,中间部最厚,形成足底腱膜。检查足底第一层肌从内侧向外侧依次为踇展肌、趾短屈肌与小趾展肌。检查足底第二层肌,在近趾短屈肌的深面可见趾长屈肌腱和踇长屈肌腱,同时查看起自趾长屈肌腱的 4 块蚓状肌。在踇展肌与趾短屈肌之间找出足底内侧血管和神经,在趾短屈肌与小趾展肌之间找出足底外侧血管和神经,观察其穿入足底深部及其分支的情况。

四、实验测试

（一）随机抽几名学生在活体或标本或模型上辨认下列结构：锁骨下动脉、腋动脉、桡动脉、尺动脉、掌浅弓、掌深弓、正中神经、尺神经、骨间前动脉、臀下动脉、阴部动脉、阴部神经、梨状肌、股深动脉、收肌管、腓深神经、腓动脉、胫骨后肌。

（二）练习题

1. 单项选择题

（1）下列结构不经腕管的是 （ ）

A. 正中神经　　B. 尺动脉
C. 指浅屈肌腱　　D. 指深屈肌腱
E. 拇长屈肌腱

（2）下列肌不受正中神经支配的是 （ ）

A. 桡侧腕屈肌　　B. 指深屈肌
C. 拇收肌　　D. 指浅屈肌
E. 拇短展肌

（3）坐骨神经受损可导致 （ ）

A. 整个大腿、小腿和足的后面感觉缺失
B. 小腿后面外侧部和足的大部分感觉缺失
C. 小腿内侧和足的外侧感觉缺失
D. 大腿的后面感觉缺失
E. 仅足底的大部分感觉缺失

（4）下列有关下肢肌的神经支配的叙述，正确的是 （ ）

A. 缝匠肌接受股神经支配
B. 半腱肌接受坐骨神经的支配
C. 耻骨肌接受股神经和闭孔神经的共同支配
D. 阔筋膜张肌接受臀上神经的支配
E. 以上均正确

（5）下列关于膝交叉韧带的描述，正确的是 （ ）

A. 位于膝关节的关节腔内
B. 前交叉韧带起自胫骨髁间隆起的前方，向上后附于股骨内侧髁
C. 后交叉韧带起自胫骨髁间隆起的后方，向上前附于股骨外侧髁
D. 前交叉韧带制止胫骨后移，后交叉韧带制止胫骨前移
E. 以上都不正确

2. 填空题

（1）肌皮神经起自__________，穿过__________至__________与__________之间，终支在肘窝外上方__________与__________之间穿出，移行为__________。肌支支配

__________。

(2) 三边孔的下界是__________,外侧界为__________,其内有__________穿过;四边孔的外侧界为__________,其内有__________穿过。

(3) 收肌管位于__________。其前内侧壁为__________,前外侧壁为__________,后壁为__________,浅面覆盖缝匠肌,其上口与股三角尖端相通,下口为__________,通向腘窝。管内通过的结构由前向后依次为__________、__________、__________。

(4) 股动脉在起始部附近发出3条浅支,即__________、__________、__________。前二者是腹下部带蒂游离皮瓣移植的重要血管。

(5) 写出下列肌肉的神经支配:缝匠肌__________,长收肌__________,股二头肌__________,腓骨短肌__________,趾长伸肌__________,胫骨后肌__________。

3. 名词解释

(1) 腋窝

(2) 肘后三角

(3) 血管腔隙

第二部分

组织胚胎学实验指导

实验一 显微镜的使用与细胞(自选实验)

一、目的与要求

【掌握】光学显微镜(下简称光镜)的构造,显微镜的操作与观察技术,光镜下的细胞结构。

【了解】组织绘图方法。

二、实验内容与方法

(一) 显微镜的使用

1. 显微镜的构造

显微镜主要由机械部分和光学部分组成(见下图)。

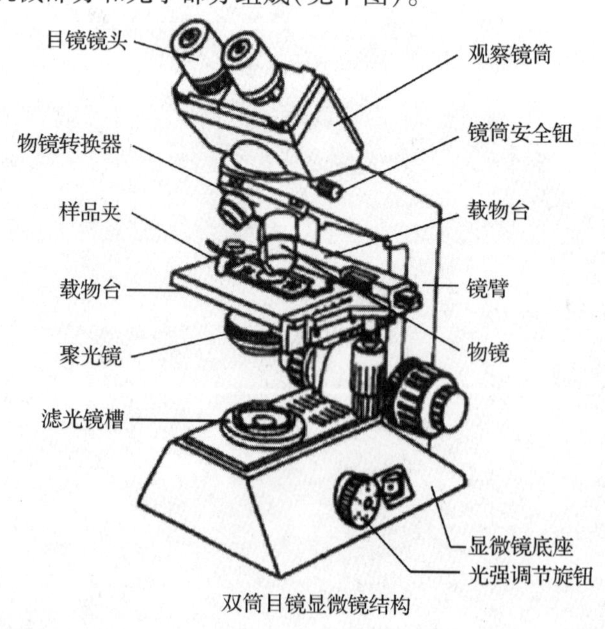

双筒目镜显微镜结构

（1）机械部分

机械部分包括镜筒、物镜转换器、滤色片架、载物台、推进器、粗调焦螺旋和细调焦螺旋等。

（2）光学部分

① 光源：是显微镜的灯光照明系统或自然反光镜。

② 聚光器：主要作用是聚集光源。

③ 光栏：控制光量。

④ 物镜：低倍镜的放大倍数有 4× 和 10× 两种，高倍镜的放大倍数是 40×，油镜的放大倍数是 100×。

⑤ 目镜：常用放大倍数为 10×。

2. 显微镜的操作

（1）准备

将显微镜摆放于合适位置，调整观察显微镜的姿势，设置物镜、目镜，选定光源。

（2）对光

通过目镜可见一均匀圆形的白色光区。

（3）装片

将组织切片夹在载物台上（注意盖玻片向上），用推进器调节切片，将有组织的部分对准中央孔。

（4）低倍镜观察

从侧面观察低倍镜镜头，旋转粗调焦螺旋，使镜头接近切片（注意镜头不能接触切片）。通过目镜进行观察，慢慢转动粗调焦螺旋，使载物台下降直至物像清楚为止。然后旋转细调焦螺旋，边旋转边观察，直到视野中的物像清晰为止。

（5）高倍镜观察

需转换高倍镜时，必须先在低倍镜下将要观察的部分移到视野正中，然后直接转换为高倍镜镜头，此时镜下隐隐约约可见物像，再稍微转动细调焦螺旋即可看清楚物像。

（6）油镜观察

需用油镜观察时，先用高倍镜进行初步观察后，降下载物台（或提高镜筒），转换为油镜，在切片盖玻片上滴微量香柏油，再将镜头下降接近切片并浸泡于油内。用微调节对好焦，使用左右来回搜寻的方法观察切片中的组织细胞结构。油镜使用完毕，须用擦镜纸沾少许二甲苯将物镜及切片上的油拭去，再用干净的擦镜纸轻轻抹拭镜头。

（7）显微镜恢复零位

观察完毕，取下切片放回切片盒；使反光镜镜面呈左右方向竖立，长物镜转成“八”字形，下降载物台至最低位置，关闭光栏，关掉光源，盖上镜罩，填写使用卡。

3. 显微镜的保护

（1）不能拆卸显微镜的任何部件或与其他显微镜调换部件，使用前后要检查各部零件是否齐全。如发现损坏，应及时报告教师，以便及时进行修理。

（2）目镜、物镜和切片要保持干净。如有必要，应用棉制擦镜纸擦拭镜面。

（附：数码显微镜及其互动功能的操作按各厂家说明书的要求实施。）

（二）细胞观察

1. 动物细胞

材料：猪肝。

染色方法：HE 染色法。

肉眼观察：切片多呈方形，着色较深，仔细观察可见许多呈多边形的肝小叶切面。

低倍镜观察：肝细胞排列成索状，互相吻合。

高倍镜观察：肝细胞排列紧密，细胞膜清楚，细胞界限不清，胞质丰富，呈嗜酸性；细胞核圆，位于细胞的中央，呈嗜碱性，可见有双核。

2. 示教

线粒体、神经元核仁、细胞各分裂期。

（三）绘图方法

绘图是《组织学与胚胎学》实验教学中的一项重要基本技能训练。通过绘图，能加深对所学知识的理解和记忆，并训练绘图技巧。绘图要求如下：

1. 准确选择视野

在全面观察的基础上选择有代表性或结构典型的部位，尽可能描绘出能概括整个组织或器官的主要内容。

2. 实事求是

要求看到什么就绘什么，并注意各种结构之间的大小比例、位置及颜色，正确地反映镜下所见。

3. 用红蓝铅笔绘图

对于 HE 染色切片，要用蓝笔绘制细胞核和嗜碱性颗粒等，用红笔绘制细胞质和嗜酸性颗粒等。

4. 其他

视野用圆形表示，其直径为 6 ~ 7 cm，要求画在报告纸的中部偏左上方。绘图后用黑色铅笔在图右侧标线及注明各种结构的名称，标线要平行整齐。图上方要写出实验序号及实验名称，图右下方注明所观察标本的名称、取材、染色方法、放大倍数和实验日期等。

三、实训练习

（一）绘图

绘肝细胞光镜图。

（二）思考题

1. 名词解释：嗜酸性、嗜碱性。

2. 光镜下观察组织切片时，发现低倍镜下结构清晰而高倍镜下结构模糊的可能原因有哪些？

实验二　上皮组织

一、目的与要求

【掌握】单层立方上皮、单层柱状上皮、假复层纤毛柱状上皮和复层扁平上皮的细胞形态与组织结构特点。

【了解】单层扁平上皮和变移上皮的细胞形态与组织结构特点，以及腺上皮的结构特点。

二、实验内容与方法

(一) 单层立方上皮

【材料】狗的甲状腺。

【染色方法】HE 染色法。

【肉眼观察】粉红色的大片组织是甲状腺，紫蓝色的小块椭圆形组织是甲状旁腺。

【低倍镜观察】甲状腺实质内有许多大小不等的圆形滤泡。每个滤泡壁由一层上皮细胞组成，滤泡中央充满粉红色均质块状物，为胶质。

【高倍镜观察】甲状腺滤泡上皮由一层立方形细胞紧密排列形成，但细胞分界不明显。胞质着粉红色；胞核呈圆形，着紫蓝色，位于细胞中央，可见核仁。

(二) 单层柱状上皮

【材料】猫的胆囊。

【染色方法】HE 染色法。

【肉眼观察】标本为长条形，一侧较平坦，被染成红色；另一侧凹凸不平，被染成紫蓝色。紫蓝色部分即为上皮组织所在部位(为胆囊腔面)。

【低倍镜观察】找到胆囊腔面，可见许多高低不平的皱襞。皱襞表面被覆单层柱状上皮。上皮有两个面：游离面为胆囊内腔面，没有任何组织相连接；其相对的另一面是基底面，与结缔组织相连接。

【高倍镜观察】黏膜上皮细胞呈柱状、排列紧密而整齐。胞质着浅红色；胞核呈椭圆形或长杆状，着紫蓝色，位于细胞基底部。

(三) 假复层纤毛柱状上皮

【材料】狗的气管。

【染色方法】HE 染色法。

【肉眼观察】标本为狗的气管横断面，呈环形。靠腔面有一薄层紫蓝色组织，为假复层纤毛柱状上皮。

【低倍镜观察】上皮表面和基底面都很平整。上皮表面有一层纤毛，上皮细胞核位置高低不一，似复层上皮。基底膜明显。

【高倍镜观察】上皮游离面有纤毛，基底面可见一细条粉红色结构，为基底膜，上皮细胞都与基底膜相连。组成上皮的细胞有4种，镜下要求辨认柱状细胞和杯状细胞，不要求分辨梭形细胞和锥形细胞。① 柱状细胞：数量最多，呈柱状。游离面达到腔面，有一排整齐而细长的纤毛。细胞核较大，呈卵圆形，位置较高。胞质红染。② 杯状细胞：散在分布于其他细胞之间，形似高脚酒杯，上部宽大，底部细窄。细胞顶端到达上皮表面，染色浅。核呈三角形或扁圆形，位于细胞基底部。

（四）复层扁平上皮

【材料】狗的食管。

【染色方法】HE染色法。

【肉眼观察】标本为食管横切面，管腔面因有数条皱襞而凹凸不平，靠近腔面呈紫蓝色的一层即为复层扁平上皮。

【低倍镜观察】食管黏膜上皮有数十层细胞，各层细胞形态不一。上皮基底面呈波浪状，与深部的结缔组织相连接。

【高倍镜观察】基底层细胞呈矮柱状（或立方形）、排列紧密，细胞界限不清。细胞核呈卵圆形，着色深；胞质嗜碱性较强，着色也较深。中间部有数层体积较大的多边形细胞，分界清楚，胞质着色浅，胞核圆，位于细胞中央。近游离面有数层扁平细胞，胞核呈扁圆形或梭形。食管上皮角化现象不明显。

（五）示教

单层扁平上皮、变移上皮、腺上皮。

三、实训练习

（一）绘图

绘制高倍镜下甲状腺滤泡上皮结构图。

（二）思考题

1. 被覆上皮的共同特征有哪些？根据上皮细胞的形态与层次，被覆上皮分哪几类？
2. 光镜下如何辨别各类被覆上皮？
3. 上皮组织游离面有哪些特殊结构？
4. 何谓腺上皮？何谓腺？

（三）填图

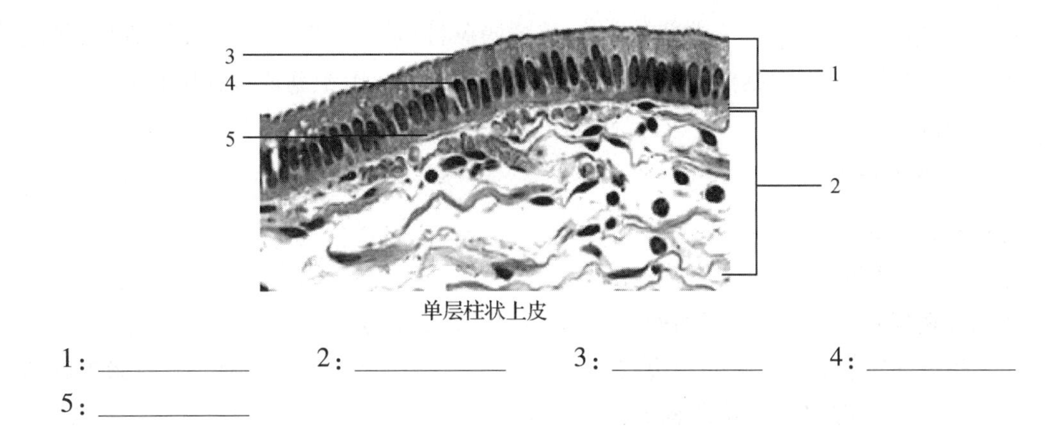

单层柱状上皮

1：__________ 2：__________ 3：__________ 4：__________
5：__________

实验三 结缔组织

一、目的与要求

【掌握】疏松结缔组织细胞、纤维的形态与构造特点，软骨与骨组织的结构特点，血细胞的分类及细胞形态与结构特点。

【了解】致密结缔组织、网状组织、脂肪组织的细胞形态与组织结构特点，油镜镜头的应用与维护。

二、实验内容与方法

（一）疏松结缔组织

【材料】大白鼠的肠系膜铺片。

【染色方法】HE 染色法（活体注射台盼蓝）。

【肉眼观察】铺片呈半透明状，被染成紫红色。

【低倍镜观察】可见许多纵横交错的纤维和散在于纤维之间的少量细胞。镜下呈粉红色、波浪状、粗细不等的为胶原纤维，混杂在胶原纤维之间、较纤细、末端卷曲、多单根走行、呈亮紫红色的为弹性纤维。网状纤维（HE 染色）无法辨认。

【高倍镜观察】选择标本最薄且清晰处观察主要细胞成分：① 成纤维细胞：细胞较多，常依附于胶原纤维。细胞扁平，多突起；细胞质弱嗜碱性，染色很浅，不易看出；细胞核较大，扁卵圆形，染色浅，可见 1 ~2 个核仁。② 巨噬细胞：细胞轮廓清楚，形态多样，呈卵圆形或不规则形；胞质嗜酸性，可见粗细不等的吞噬颗粒；细胞核小，着色深。③ 肥大细胞：细胞较大，三五成群靠近毛细血管分布；胞体呈圆形或卵圆形；胞质中充满着色深的具有异染性的嗜碱性颗粒（HE 染色的铺片中，肥大细胞不易见到）。④ 浆细胞：细胞清楚，呈卵圆形；细胞核圆,位于细胞的一侧,异染色质呈车轮状;胞质嗜碱性,被染成蓝色。⑤ 脂肪细胞:细胞较大,胞质含丰富的脂滴,细胞核扁平,被挤至细胞的边缘部。由于制片过程中脂滴被溶解,故细胞呈空泡状。

(二) 透明软骨

【材料】狗的气管。

【染色方法】HE 染色法。

【肉眼观察】标本为气管横切面,其中蓝色"C"形结构为透明软骨。

【低倍镜观察】透明软骨的周边致密结缔组织构成软骨膜,呈粉红色。软骨膜内的透明软骨组织由软骨基质和软骨细胞构成。

1. 软骨基质

透明软骨的基质从外到内由浅粉红色变成蓝色或紫蓝色(含透明质)。切片上可看到软骨基质形成大小不一的腔隙(空白),为软骨隐窝。软骨隐窝是因固定标本时软骨细胞脱落后而显露出来的,在活体,软骨细胞占据整个软骨陷窝。每个软骨陷窝周围都有一层含硫酸软骨素较多的基质,呈深蓝色或紫蓝色,为软骨囊。软骨基质中含有胶原原纤维,但光镜下无法分辨。

2. 软骨细胞

软骨细胞位于软骨陷窝内,靠近软骨膜处的为幼稚的软骨细胞,单个存在;接近中部的软骨细胞逐渐增大,为成熟的软骨细胞。常见 2 ~ 8 个软骨细胞聚集在一起,称为同源细胞群。

高倍镜下可见靠近软骨膜的幼稚软骨细胞呈扁圆形,深部的软骨细胞呈圆形或椭圆形,胞质很少,弱嗜碱性,胞核位于细胞中央。

(三) 骨组织

【材料】人的长骨干。

【染色方法】胆紫染色法、镀银染色法。

【肉眼观察】标本外形似梯形,梯形底部相当于骨的外表面,顶部相当于近骨髓腔面。

【低倍镜观察】骨干外表面有骨膜,为致密结缔组织。骨膜内有 4 种骨板。① 外环骨板:位于骨膜内面,与骨干表面平行排列,层次较多而整齐。在外环骨板中有时可见到与骨表面垂直走行的小管,即弗克曼氏管。② 内环骨板:位于骨髓腔面,层次少且厚薄不一,多不太规则,有时也可见弗克曼氏管。③ 骨单位:位于内、外环骨板之间。骨单位(哈弗氏系统)中央为哈弗氏管。以哈弗氏管为中心,呈同心圆排列的骨板叫哈弗氏板。④ 间骨板:位于骨单位之间,为大小不等、排列不规则的骨板。

【高倍镜观察】骨板之间或骨板内有小的腔隙,为骨陷窝。骨陷窝单个排列,着紫褐色。骨细胞胞体位于骨陷窝内,呈梭形,核扁圆,染色较深。在活体,骨陷窝被骨细胞占据,在切片上,骨细胞因被固定、收缩而偏于一侧。从骨陷窝向四周伸出许多小管,为骨小管。相邻骨小管相互连接,骨细胞的突起位于骨小管内。

（四）血涂片

【材料】人的血液。

【染色方法】瑞特氏染色法。

【肉眼观察】标本为紫红色涂片。

【低倍镜观察】可见许多体积小、无核、橘红色的红细胞和少量体积稍大、核呈紫蓝色的白细胞。

【高倍镜观察】

1. 红细胞

红细胞数目多，遍布视野。细胞体积较小，多呈圆形。细胞周边染色较深，中央透亮，无细胞核，细胞内含丰富的血红蛋白。

2. 白细胞

（1）中性粒细胞：在白细胞中中性粒细胞最多，多呈圆形。胞质内可见较细小、均匀、呈淡紫红色的颗粒；细胞核形态多样，可见有杆状核和2~5叶不等的细胞核（核分叶越多，细胞越衰老）。

（2）嗜酸性粒细胞：细胞体积接近于中性粒细胞。胞质内充满粗大、均匀、呈红色或暗红色的球形颗粒；细胞核较为饱满，多为2叶，呈“八”字形。

（3）嗜碱性粒细胞：数量少，视野中有可能找不到。细胞大小与中性粒细胞相近。胞质内可见分布不均匀、形态不规则、大小不等的嗜碱性颗粒；细胞核着色浅，呈“S”形，常被嗜碱性颗粒所遮掩。

（4）淋巴细胞：数量较多，呈圆形，体积大小不等。小淋巴细胞的体积近似红细胞或略小，核大且呈圆形或肾形，染色较深，几乎占据整个细胞，仅少量天蓝色胞质环绕胞核；中淋巴细胞体积稍大，以卵圆形多见，核形多样（肾形、卵圆形等），胞质稍多，胞质内可见少量嗜天青颗粒（大淋巴细胞一般为幼稚阶段的淋巴细胞）。

（5）单核细胞：体积最大，细胞形态以卵圆形、椭圆形多见。胞质较丰富，呈灰蓝色，胞质内可见少量嗜天青颗粒。核呈马蹄铁形，但核内异染色质较少，染色较浅，呈网格状。

3. 血小板

血小板数量较多，体积较小，呈小片状，分散于血细胞之间。血小板系巨核细胞成熟后裂解而形成，光镜下不具备细胞形态，仅能观察到其胞质内有少量的嗜天青颗粒。

（五）示教

致密结缔组织、网状组织、脂肪组织、弹性软骨、纤维软骨、肥大细胞、嗜碱性粒细胞。

三、实训练习

（一）绘图

绘制高倍镜下疏松结缔组织结构图或各类血细胞集锦图。

（二）思考题

1. 光镜下如何识别固有结缔组织？
2. 软骨的分类基础与结构特点是什么？
3. 骨组织的结构特点是什么？
4. 描述红细胞在光镜下的结构。
5. 白细胞分哪几类？各有何结构及功能特点？

（三）填图

（1）

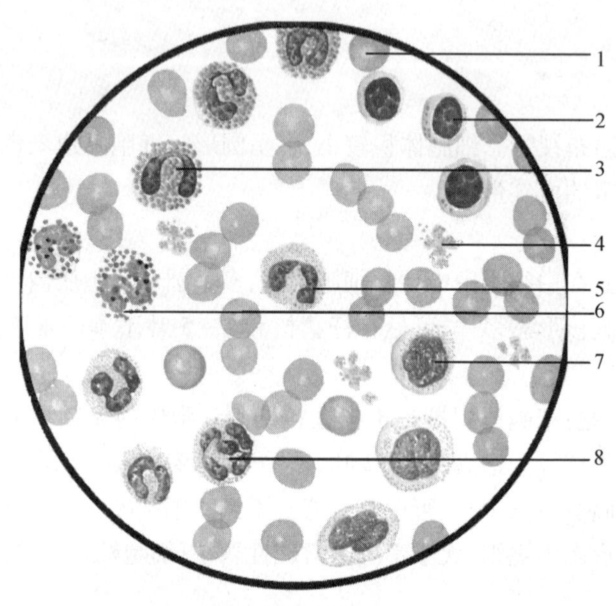

血细胞模式图

1：__________ 2：__________ 3：__________ 4：__________

5：__________ 6：__________ 7：__________ 8：__________

（2）

1 2 3 4

疏松结缔组织（铺片）

1：__________ 2：__________ 3：__________ 4：__________

实验四　肌组织与神经组织

一、目的与要求

【掌握】骨骼肌与心肌的结构特点，神经元胞体的结构特点，神经纤维的结构。

【了解】平滑肌的结构特点，神经胶质和神经末梢的结构特点。

二、实验内容与方法

（一）骨骼肌

【材料】兔的骨骼肌。

【染色方法】HE 染色法。

【肉眼观察】标本上有两种组织，一种为骨骼肌的纵切面，另一种为骨骼肌的横切面。

【低倍镜观察】纵切面的骨骼肌肌纤维呈长条状，平行排列，呈粉红色，细胞核多呈扁椭圆形，位于肌纤维的周边；横切面可见界限清楚的肌纤维和肌纤维束，肌纤维束周围的结缔组织为肌束膜。

【高倍镜观察】纵切面可见肌浆丰富，有明显横纹，其中暗带为深红色，明带为浅红色，明带中有一染色较深的细线，为 Z 线，肌纤维之间有少量疏松结缔组织及血管；横切面可见肌纤维呈圆形或多边形，肌膜染色深，核位于肌膜下，呈圆形，为紫蓝色。

（二）心肌

【材料】狗的心脏。

【染色方法】HE 染色法。

【肉眼观察】标本为心肌的一部分，呈方形，着色较红。

【低倍镜观察】心肌纤维排列方向不一致，可见心肌纤维的各种断面。纵切面的心肌纤维呈短柱状，其分支相互连接成网，肌浆丰富，呈较深的粉红色，核呈卵圆形，位于细胞中央，有时可见双核。横切面的心肌纤维呈不规则形。

【高倍镜观察】纵切面的心肌纤维有明暗相间的横纹，但不如骨骼肌的明显，心肌纤维连接处有染色较深的阶梯状细线，为闰盘。有的横切面切片标本可见到心肌纤维的核，核呈圆形，位于肌纤维中央，肌纤维间有少量结缔组织及血管。

（三）神经元

【材料】猫的脊髓。

【染色方法】柯克斯染色法。

【肉眼观察】标本为脊髓横切面，呈椭圆形，棕黄色。在脊髓中央染色较浅呈“H”形或蝴蝶状的是灰质，脊髓外周染色较深的部分为白质。灰质两个前角较粗短，两个后角较细长。

【低倍镜观察】辨认灰质和白质及前角和后角。找到前角，可见许多体积较大、染色较深的多角形细胞，为前角运动神经元。选择一胞体较大且突起较多的神经元置于高倍镜下观察。

【高倍镜观察】神经元胞体切面呈多角形或三角形。胞体中央为圆形，呈浅棕色，相当于细胞核，该区大而圆，有时可见黑染的核仁。胞体及突起内有被染成棕褐色、呈丝状的神经元纤维。

（四）神经纤维

【材料】狗的坐骨神经。

【染色方法】HE 染色法。

【肉眼观察】标本上有两种红染的组织，一种为坐骨神经的纵切面，另一种为坐骨神经的横切面。

【低倍镜观察】纵切面可见许多神经纤维平行排列，由于排列紧密，每条神经纤维界限不易辨认；横切面可见界限不是很清楚的神经纤维和神经束，神经束周围的结缔组织为神经束膜。神经束呈圆形，大小不等，其外包有由结缔组织构成的神经外膜，形成神经。

【高倍镜观察】纵切面的神经纤维中央可见细长、呈淡蓝色或蓝紫色的轴索。轴索周围呈粉红色的网状结构为髓鞘。髓鞘两侧呈红色的细线为神经膜，有些部位可见神经膜细胞核，呈梭形，染色较浅。此外，在神经纤维上呈狭窄的部位就是郎飞结，此处无髓鞘，只有轴突。横切面的有髓神经纤维呈圆形，每条神经纤维中央呈紫蓝色的点状结构为轴突，其周围粉红色的网状结构为髓鞘，髓鞘外面为深红色的神经膜。

（五）示教

平滑肌、尼氏体、无髓神经纤维、游离神经末梢、触觉小体、环层小体、运动终板。

三、实训练习

（一）绘图

绘制高倍镜下骨骼肌组织结构图或脊髓前角神经细胞结构图。

（二）思考题

1. 光镜下如何辨别 3 种肌组织？
2. 神经元胞体内含有哪两种特殊结构？
3. 描述有髓神经纤维的光镜结构。
4. 何谓神经末梢？神经末梢可分哪些类型？

（三）填图

（1）

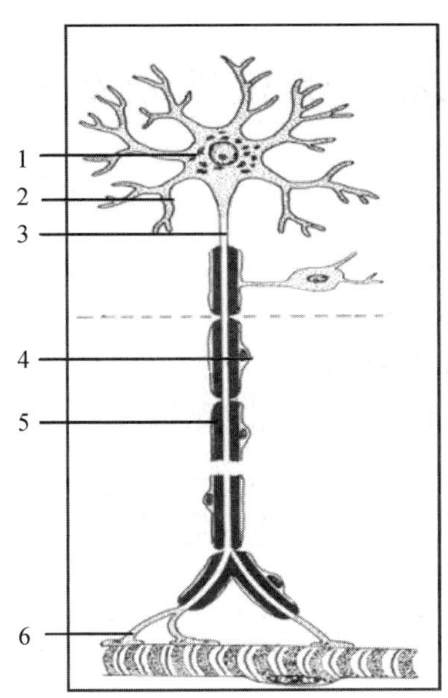

多级神经元模式图

1：________　2：________　3：________　4：________

5：________　6：________

（2）

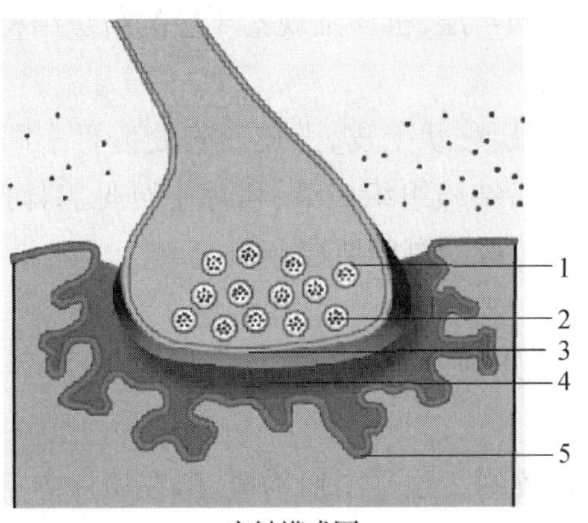

突触模式图

1：________　2：________　3：________　4：________

5：________

实验五　消化系统组织结构

一、目的与要求

【掌握】胃、空肠、肝、胰的组织结构。

【了解】食管、十二指肠、回肠、大肠的组织结构。

二、实验内容与方法

（一）胃底

【材料】猫的胃底。

【染色方法】HE 染色法。

【肉眼观察】标本为长条形，有较大突起且着蓝紫色的为黏膜层，呈红色的为肌层，两层之间着色浅的为黏膜下层。

【低倍镜观察】分清胃壁的 4 层，再详细观察 4 层的组织结构。

1. 黏膜层

黏膜层表面是染色深的单层柱状上皮，上皮凹陷处为胃小凹；上皮下为固有层，内有许多密集排列的胃底腺，腺体之间结缔组织极少，切片中可见腺体的各种断面；胃底腺的底部是由不连续的 1 ~2 层平滑肌组成的黏膜肌层。

2. 黏膜下层

黏膜下层由疏松结缔组织组成，内有较大的血管和神经。

3. 肌层

肌层最厚，由内斜、中环、外纵 3 层平滑肌构成，但在切片中不易分清。

4. 浆膜层

浆膜层位于肌层外侧，由结缔组织和间皮构成。

【高倍镜观察】黏膜上皮为单层柱状上皮。上皮细胞顶部胞质中充满黏原颗粒，制片时颗粒溶解消失，呈透明状。核多呈椭圆形，位于细胞基底部。胃底腺在固有层内有许多不同断面，选择长条形切面（即纵切面）的胃底腺观察壁细胞、主细胞和颈黏液细胞。①壁细胞：体积较大，呈圆形或三角形。胞质嗜酸性，被染成红色；核圆形，位于细胞中央。壁细胞一般很少接近胃腺管腔。②主细胞：数量最多，呈矮柱状。胞质嗜碱性，核呈圆形，位于细胞的基部。③颈黏液细胞：分布于胃腺颈部，呈柱形。胞质透明状，核呈扁椭圆形，位于细胞基底部。

（二）空肠

【材料】猫的空肠。

【染色方法】HE 染色法。

【肉眼观察】标本为空肠横切面,腔面有许多细小突起,即小肠绒毛。管壁由内向外可分辨 4 层结构。

【低倍镜观察】分清肠壁的 4 层,再详细观察各层的组织结构。

1. 黏膜层

黏膜表面较大的突起为小肠的环行皱襞,其中央部为黏膜下层。在皱襞表面有许多细小的突起,为小肠绒毛。黏膜上皮为单层柱状上皮,有少量杯状细胞。固有层内可见不同切面的肠腺,有时可见孤立淋巴小结。黏膜肌层为平滑肌。

2. 黏膜下层

黏膜下层由疏松结缔组织组成,内有较大的血管和神经。

3. 肌层

肌层由内环、外纵两层平滑肌构成。

4. 浆膜层

浆膜层由结缔组织和间皮构成。

【高倍镜观察】重点观察小肠绒毛和小肠腺。

1. 小肠绒毛

小肠绒毛表面为单层柱状上皮,柱状细胞之间有杯状细胞,柱状细胞的游离面有密集的微绒毛。绒毛中轴是固有层的结缔组织,其中央有丰富的毛细血管和 1 ~2 条纵行的毛细淋巴管,即中央乳糜管,其管壁由单层扁平上皮围成。此外,绒毛固有层中还有散在的纵行平滑肌纤维。

2. 小肠腺

小肠腺位于固有层内,是肠上皮向固有层下陷而形成的单管腺。小肠腺的细胞以柱状细胞为主,可见少量的杯状细胞。在小肠腺的底部,有三五成群的锥体形细胞,胞质顶部含有粗大的嗜酸性颗粒,即潘氏细胞。

(三) 肝

【材料】猪肝。

【染色方法】HE 染色法。

【肉眼观察】标本为猪肝的一部分,呈方形,红色较深,仔细观察可见呈多边形的肝小叶切面。

【低倍镜观察】肝实质被结缔组织分隔成许多分界明显的多边形区域,即肝小叶。肝小叶中央的管腔为中央静脉,其周围呈放射状排列的条索状结构是肝索,肝索之间的间隙是肝血窦,与中央静脉相通。在几个肝小叶相接处结缔组织较多,为门管区,其中可见 3 种管道。标本周边有时可见由结缔组织构成的被膜。

【高倍镜观察】重点观察肝小叶和门管区的结构。

1. 肝小叶

(1) 中央静脉:位于肝小叶中央,管壁薄且不完整,由一层内皮和极少量的结缔组织围成。窦壁上有许多肝血窦的开口。

(2) 肝索:由肝细胞组成,围绕中央静脉呈放射状排列,并互相吻合成网状。肝细胞较大,呈多边形,胞质丰富,嗜酸性,着红色,核圆,核仁清楚,可见双核。

(3) 肝血窦:为肝细胞索之间的间隙。窦壁由不连续的内皮组成,内皮细胞核呈扁圆形,染色深,胞质少。窦腔不规则,窦壁可见胞体较大、具有突起的星形细胞,即肝巨噬细胞或 Kupffer 细胞。

2. 门管区

(1) 小叶间动脉:腔小而圆,管壁厚,由内皮和环行的平滑肌组成。

(2) 小叶间静脉:腔大而不规则,管壁薄,腔内可见较多的血细胞。

(3) 小叶间胆管:由单层立方上皮围成,腔小而规则,胞质清亮,核着色较深。

(四) 胰腺

【材料】胰腺。

【染色方法】HE 染色法。

【肉眼观察】标本着色较深,形状不规则,有明显的小叶结构。

【低倍镜观察】胰腺实质被结缔组织分隔成许多小叶,即胰腺小叶。小叶周边多为染色深的浆液性腺泡(外分泌部)。在腺泡之间有散在的染色浅的细胞团,即胰岛(内分泌部)。胰腺外有时可见由结缔组织构成的被膜。

【高倍镜观察】重点观察胰腺外分泌部的腺泡细胞成分和胰岛细胞成分。

1. 腺泡

腺泡为浆液性腺泡,由锥形细胞围成。胞质顶部嗜酸性,可见大量红色的酶原颗粒;胞质基部嗜碱性;胞核圆形,位于细胞中下部。腺腔内常见一些着色浅的扁平状泡心细胞,核呈扁圆或圆形,染色浅。腺泡间可见各种导管断面。

2. 胰岛

胰岛为大小不等、染色浅的细胞团。细胞排列成团索状,细胞间有毛细血管。因标本是 HE 染色片,故不易区分 A、B、D、PP 细胞。

(五) 示教

食管、十二指肠、回肠、阑尾、结肠、腮腺。

三、实训练习

(一) 绘图

绘制高倍镜下肝小叶组织结构图。

(二) 思考题

1. 胃底腺和小肠腺各由哪几种细胞构成?

2. 简述小肠绒毛的结构。

3. 描述光镜下肝小叶的结构。

4. 何谓胰岛？

（三）填图

（1）

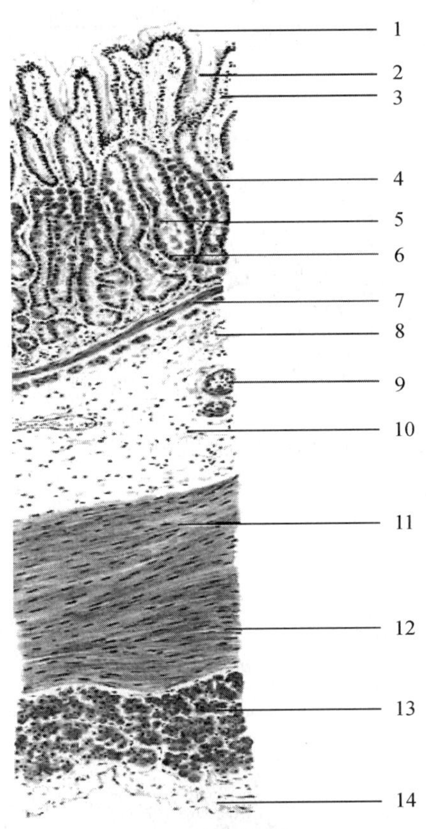

胃壁的构造模式图

1：________　2：________　3：________　4：________

5：________　6：________　7：________　8：________

9：________　10：________　11：________　12：________

13：________　14：________

（2）

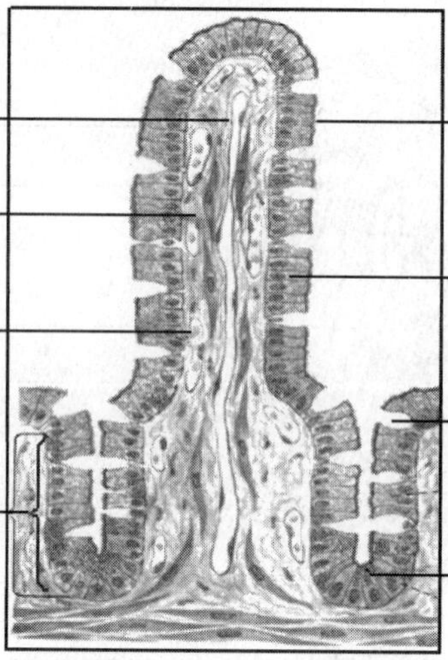

肠绒毛和肠腺微细结构模式图

1：________ 2：________ 3：________ 4：________

5：________ 6：________ 7：________ 8：________

（3）

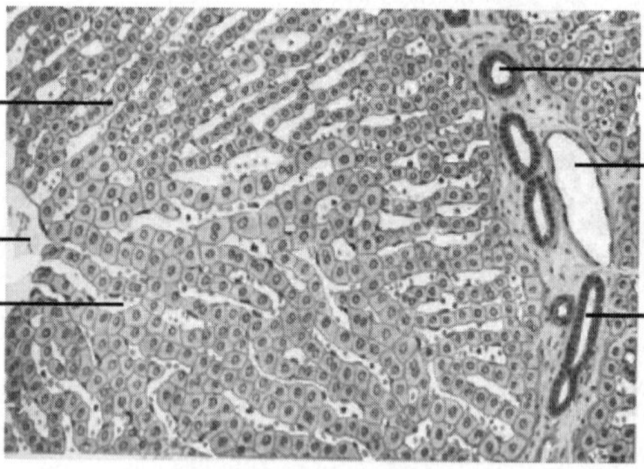

肝的微细结构模式图

1：________ 2：________ 3：________ 4：________

5：________ 6：________

实验六　呼吸系统与泌尿系统组织结构

一、目的与要求

【掌握】气管、肺、肾的组织结构。

【了解】输尿管、膀胱、尿道的组织结构特点。

二、实验内容与方法

（一）气管

【材料】兔的气管。

【染色方法】HE 染色法。

【肉眼观察】标本为气管横切面，凹面为气管黏膜，管壁中深蓝色呈“C”形的结构是透明软骨。

【低倍镜观察】分辨管壁的 3 层结构。

1. 黏膜层

黏膜层由上皮和固有层组成。黏膜上皮为假复层纤毛柱状上皮，固有层内可见气管腺的导管。

2. 黏膜下层

黏膜下层为疏松结缔组织，与固有层和外膜层无明显分界，其中有血管和气管腺。气管腺中的浆液腺呈深红色，黏液腺呈粉红色。

3. 外膜层

外膜层由“C”形的透明软骨和结缔组织构成。软骨切面两侧靠近软骨膜的软骨细胞体积小，呈扁圆形。越向软骨深处，细胞越成熟，体积渐大。软骨中可见较多的软骨陷窝、软骨囊和同源细胞群。在软骨缺口处可见平滑肌纤维和成团的气管腺，软骨切面两侧的致密结缔组织为软骨膜。

【高倍镜观察】气管黏膜上皮具有以下特点：①黏膜上皮为假复层纤毛柱状上皮，夹有许多杯状细胞，基膜较厚。②柱状细胞游离面有纤毛，在柱状细胞之间可见许多杯状细胞的切面。由于杯状细胞胞质内的黏原颗粒在制片过程中被溶解，胞质染色浅，呈透明网状。③组成假复层纤毛柱状上皮的细胞有多种，但各种细胞之间的界限不清楚。由于上皮细胞高矮不一，细胞核不在同一个平面，位置参差不齐，看起来似有多层。

（二）肺

【材料】狗的肺。

【染色方法】HE 染色法。

【肉眼观察】标本呈海绵状，大部分是肺的呼吸部，其中有大小不等的管腔，是肺内各级支气管的断面和肺内动、静脉的断面。

【低倍镜观察】肺表面有时可见到一薄层由间皮和少量结缔组织构成的肺胸膜。肺实质内可见数个大小不等的各级支气管、许多肺泡及与支气管和肺泡伴行的血管。

【高倍镜观察】分辨肺内导气部和呼吸部的组成及结构特点。

1. 导气部

（1）小支气管：管壁较厚，靠腔面覆以假复层纤毛柱状上皮，上皮下方可见平滑肌纤维束，黏膜下层有气管腺，外膜中有不规则的软骨片。

(2) 细支气管:上皮由假复层纤毛柱状上皮逐渐变成单层纤毛柱状上皮,腺体和软骨减少或消失,围绕管壁的平滑肌较完整。

(3) 终末细支气管:上皮为单层柱状,部分细胞有纤毛,杯状细胞、腺体和软骨均消失,可见平滑肌围绕管壁形成完整的环行肌。

2. 呼吸部

(1) 呼吸性细支气管:管壁不完整,有少量肺泡开口。上皮为单层柱状或单层立方上皮,上皮下的结缔组织中可见少量平滑肌。

(2) 肺泡管:管壁有许多肺泡开口,管壁极不完整。相邻肺泡间的肺泡管处呈结节状膨大,其表面有单层立方上皮覆盖,内部有平滑肌束。

(3) 肺泡囊:为许多肺泡共同围成的囊腔,在相邻肺泡开口处无平滑肌,只有少量结缔组织,切片中看不到结节状膨大。

(4) 肺泡:为多面形囊泡,彼此紧密相连,肺泡壁很薄,内表面有一层肺泡上皮。上皮细胞界限不清,亦不能分辨两种不同的上皮细胞。上皮下方有少量结缔组织,为肺泡隔,其中可见许多毛细血管断面。在肺泡隔和肺泡内可看到含有黑色颗粒的细胞,为尘细胞,单个或成群存在,胞核常被黑色颗粒遮盖而看不清。

(三) 肾

【材料】狗的肾脏。

【染色方法】HE 染色法。

【肉眼观察】标本呈扇形,表面染色深的部分为皮质,深部染色浅的为髓质。

【低倍镜观察】表面为由致密结缔组织构成的被膜。被膜下方着色深的是皮质,内有许多散在分布的圆球状结构,为肾小体。肾小体周围有许多不同切面的肾小管。其中,管壁上皮细胞胞质着色较深、腔小、腔面不规则的是近曲小管;管壁细胞胞质着色浅、腔较大、腔面平整的是远曲小管。皮质内可见几条纵行小管平行排列的部位是髓放线。皮质深部的髓质着色浅,无肾小体,可见许多大小不等的小管切面,主要为集合小管和细段。

【高倍镜观察】重点观察皮质与髓质的结构。

1. 皮质

(1) 肾小体:由血管球和肾小囊组成。血管球是肾小体中心的一团毛细血管,切片上显示为各种断面,有的毛细血管腔内可见血细胞。血管球中有许多细胞核,包括毛细血管内皮细胞核、球内系膜细胞核及贴在血管球表面的肾小囊脏层足细胞核,但难以区分。血管球周围有一空白腔隙,为肾小囊腔。肾小囊壁层是一层单层扁平上皮细胞,胞核呈扁卵圆形并突向腔面,胞质呈红色线状,形成肾小囊腔壁。

(2) 近曲小管:多分布在肾小体周围,管腔小而不规则,管壁较厚,由锥体形上皮细胞构成;细胞界限不清,胞质被染成深红色,胞核呈圆形、位于细胞基部,胞核间距疏密不等;上皮细胞游离面有刷状缘。

(3) 远曲小管:与近曲小管比较,其断面数量少,管腔较大,腔面较平整。管壁比近曲小管薄,由立方上皮细胞构成,胞质比近曲小管着色浅,胞核呈圆形、位于细胞中央,胞核间距较规则，细胞分界可辨。切片中，在肾小体血管极处有时可见远曲小管上皮细胞紧密排列形成的致密斑。

2. 髓质

(1) 细段：由单层扁平上皮围成，细胞核呈卵圆形并突向腔面，着色浅；可见薄而被染成红色的胞质围成管壁（注意与毛细血管区别，毛细血管内皮细胞核呈梭形，着色深，胞质薄如细线样，腔内常见红细胞）。

(2) 集合管：管壁由立方或高柱状上皮构成，细胞界限很明显，胞质清晰。

（四）示教

呼吸性细支气管、肺泡管、致密斑、球旁细胞、输尿管、膀胱、尿道。

三、实训练习

（一）绘图

绘制高倍镜下肾皮质组织结构图。

（二）思考题

1. 何谓肺小叶？它包括哪些结构？
2. 简述肺导气部的组成及结构变化规律。
3. 何谓肾单位？肾单位在尿液生成中的作用是什么？
4. 镜下如何区别近曲小管和远曲小管？

（三）填图

(1)

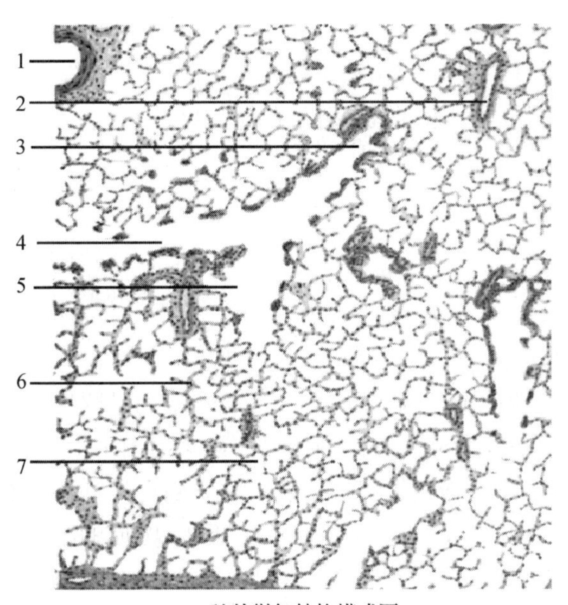

肺的微细结构模式图

1: ________　2: ________　3: ________　4: ________

5: ________　6: ________　7: ________

(2)

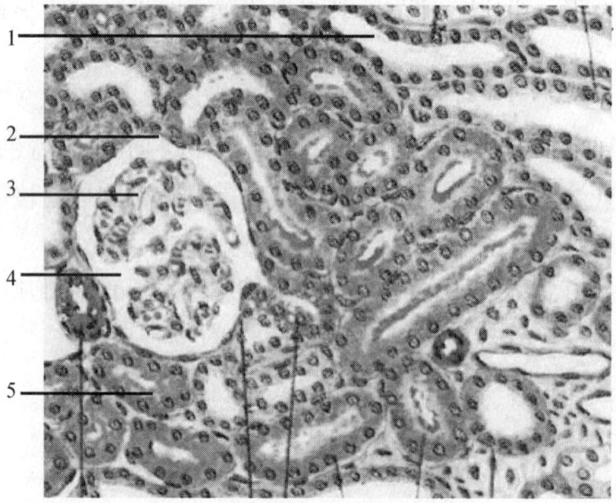

肾的微细结构模式图

1：＿＿＿＿＿　2：＿＿＿＿＿　3：＿＿＿＿＿　4：＿＿＿＿＿

5：＿＿＿＿＿

实验七　生殖系统组织结构

一、目的与要求

【掌握】睾丸、卵巢、子宫的组织结构。

【了解】附睾、输精管、前列腺、阴道、乳腺的组织结构特点。

二、实验内容与方法

(一) 睾丸

【材料】睾丸。

【染色方法】HE 染色法。

【肉眼观察】标本中椭圆形的为睾丸，其一侧长条形的是附睾。

【低倍镜观察】睾丸表层为浆膜，即鞘膜脏层，由单层扁平上皮和少量结缔组织组成；浆膜深部为白膜，很厚，由致密结缔组织组成。睾丸实质内可见许多生精小管断面。生精小管的基部为一层粉红色的基膜，基膜以内为数层大小不等、圆形的细胞。在生精小管之间是由结缔组织构成的睾丸间质，其中血管丰富，并有体积较大、胞质嗜酸性的睾丸间质细胞。

【高倍镜观察】重点观察生精小管的细胞成分和睾丸间质细胞的结构特点。

1. 生精小管

管壁由生精上皮构成，分生精细胞和支持细胞两种。生精细胞按发育过程由外向内依次为精原细胞、初级精母细胞、次级精母细胞、精子细胞和精子。

(1) 精原细胞:紧贴于基膜上,细胞呈圆形或椭圆形,体积较小。细胞核呈圆形或卵圆形,着色稍深。

(2) 初级精母细胞:位于精原细胞近腔侧,有数层细胞,体积较大,呈圆形。细胞核大而圆,核内粗大的染色体交织成球状。

(3) 次级精母细胞:位置靠近腔面,细胞较小,呈圆形。细胞核也较小,呈圆形,染色较深。由于其存在时间较短,在切片中不易见到。

(4) 精子细胞:靠近管腔,有多层,体积较小。细胞核圆而小,呈圆形,着色很深。

(5) 精子:可见处于变态中的各期精子。在切片中可分出头部和尾部,可见深蓝色的精子头部附于支持细胞的顶端,粉红色的精子尾部游离于腔内。

(6) 支持细胞:位于生精细胞之间,细胞轮廓不清。核呈三角形或不规则形,染色浅,核仁明显。

2. 睾丸间质

睾丸间质内可见睾丸间质细胞三五成群分布,细胞体积较大,呈圆形或椭圆形。胞质嗜酸性,胞核圆形,多偏于一侧,着色浅,核仁明显。

(二) 卵巢

【材料】豚鼠的卵巢。

【染色方法】HE 染色。

【肉眼观察】标本为长椭圆形的实质性器官,卵巢周边部可见大小不等的囊泡。

【低倍镜观察】卵巢表面由单层扁平或立方细胞组成的卵巢上皮覆盖,上皮深面为由致密结缔组织组成的白膜。白膜的深面为卵巢皮质,占卵巢大部分,内有许多大小不一的各期卵泡,卵泡间为富含梭形细胞的结缔组织。髓质在卵巢中央,与皮质无明显界线,着色较浅,由疏松结缔组织构成,血管较多。

【高倍镜观察】重点观察各期发育的卵泡。

1. 原始卵泡

原始卵泡位于皮质浅部,体积小,数量多。卵泡中央有一个较大的圆形初级卵母细胞,初级卵母细胞被一层扁平的卵泡细胞所包围。

2. 初级卵泡

初级卵泡比原始卵泡大,中央的初级卵母细胞较大,其周围的卵泡细胞变为单层立方、柱状或多层。在卵泡细胞和初级卵母细胞之间可见一层较厚的、均质的、被染成红色的透明带。卵泡周围的结缔组织细胞密集,形成一层卵泡膜。

3. 次级卵泡

卵泡细胞增加至 6 ~ 12 层,卵泡细胞间出现卵泡腔,腔内有时可见被染成红色的卵泡液。初级卵母细胞和其周围的卵泡细胞被挤到卵泡一侧,形成卵丘。此时,初级卵母细胞体积更大,紧靠卵母细胞的一层卵泡细胞呈柱状,排成放射状,称放射冠。位于卵泡腔周围的卵泡细胞构成卵泡壁,称颗粒层。卵泡膜分化成内、外两层。内层含有较多的细胞和毛细血管,称为内膜层;外层多为结缔组织,细胞与血管很少,含有少量平滑肌细胞,称为外膜层。

4. 成熟卵泡

一般不易见到,不要求辨认。

5. 闭锁卵泡

闭锁卵泡可出现在卵泡发育的各个时期。如发生在初级卵泡,则初级卵母细胞萎缩,细胞变形,细胞核也变形。卵泡细胞也发生萎缩。如发生在次级卵泡,次级卵母细胞发生萎缩,周围的透明带凹陷成一些嗜酸性物质,卵泡腔缩小,颗粒细胞分散,细胞核固缩。卵泡膜细胞变成着色浅、体积较大的细胞环绕周围。

(三) 子宫

【材料】人增生期子宫和人分泌期子宫。

【染色方法】HE 染色法。

【肉眼观察】标本为长方形,被染成紫蓝色的是内膜,红色的是肌层和外膜。

【低倍镜观察】子宫壁分内膜、肌层和外膜 3 层。内膜厚 1 ~ 3mm,内 2/3 染色较浅,为功能层,外 1/3 染色较深,为基底层。内膜上皮为单层柱状上皮,固有层内的小动脉为螺旋动脉,固有层还有许多管状腺,为子宫腺。固有层与肌层分界不明显。肌层很厚,平滑肌纤维束交错排列,血管较多。外膜为浆膜,由薄层结缔组织和间皮构成。

【高倍镜观察】重点观察子宫内膜的结构。

1. 增生期子宫内膜

上皮为单层柱状,以分泌细胞为主。固有层含大量梭形的基质细胞。腺上皮细胞呈柱状,腺腔较小,腔内无分泌物。

2. 分泌期子宫内膜

内膜增厚至约 5mm,子宫腺增多,腺腔扩张,内含红色分泌物。螺旋动脉增长并更加弯曲,伸向内膜表层,可见多个断面。固有层出现生理性水肿,其中基质细胞肥大,胞质内充满糖原、脂滴。

(四) 静止期乳腺

【材料】人乳腺。

【染色方法】HE 染色法。

【肉眼观察】标本为乳腺的一小部分,方形,红染。

【低倍镜观察】静止期乳腺腺体不发达,仅有少量小的腺泡和导管,脂肪组织和结缔组织丰富,将腺分成小叶。导管与腺泡不易区分,导管的腔较大,而腺泡是腔小或没有腔的一团细胞。

【高倍镜观察】腺泡和小导管均由单层立方或矮柱状上皮围成,两者难以区分。腺泡腔狭小,无分泌物。

(五) 示教

附睾、输精管、前列腺、输卵管、活动期乳腺。

三、实训练习

(一) 绘图

绘制高倍镜下原始卵泡和生长卵泡结构图。

(二) 思考题

1. 精原细胞如何发育成精子?
2. 描述睾丸间质细胞的形态及功能。
3. 描述次级卵泡的光镜结构。
4. 镜下如何辨别子宫内膜是处于增生期还是分泌期?

实验八 循环系统与免疫系统组织结构

一、目的与要求

【掌握】心壁的组织结构,大、中、小动脉的组织结构,淋巴结的组织结构,脾的组织结构。

【了解】动脉与静脉在结构上的区别,胸腺和扁桃体的组织结构。

二、实验内容与方法

(一) 心脏

【材料】羊的心脏。

【染色方法】HE 染色法。

【肉眼观察】标本为心脏壁的一部分,平整的一侧为心外膜。

【低倍镜观察】辨认心内膜、心肌膜和心外膜大致分布概况。心内膜较薄,着浅红色;心肌层最厚,色深红;心外膜薄,其中含有脂肪组织。

【高倍镜观察】

1. 心内膜

心内膜分内皮、内皮下层和心内膜下层。内皮为单层扁平上皮;内皮下层由结缔组织构成;心内膜下层为疏松结缔组织,内含浦肯野纤维。浦肯野纤维较一般心肌纤维粗,肌原纤维少,染色较浅。

2. 心肌膜

心肌膜由内纵、中环、外斜 3 层心肌纤维组成,肌纤维之间有丰富的毛细血管及少量结缔组织。

3. 心外膜

心外膜是浆膜(即浆膜心包脏层),由疏松结缔组织和间皮组成,内含小血管、神经纤维和脂肪组织。

(二) 中动脉与中静脉

【材料】兔的股动、静脉。

【染色方法】HE 染色法。

【肉眼观察】标本中有两个较大的血管横断面,其中管壁较厚、管腔较小而圆的是中动脉,管壁较薄、管腔较大而不规则的是中静脉。

1. 中动脉

【低倍镜观察】先找到内、外弹性膜,由此区分出内膜、中膜和外膜。内膜很薄,以一层亮红色波浪状的内弹性膜与中膜分界;中膜最厚,由数十层环行平滑肌组成;外膜厚度与中膜相近,主要由结缔组织组成,染色浅。外膜与中膜交界处有片状红染的外弹性膜。

【高倍镜观察】

(1) 内膜:由内向外可分 3 层,分别是内皮、内皮下层和内弹性膜。内皮是靠腔面的单层扁平上皮,其蓝色细胞核略向腔内突出;内皮外侧较薄的结缔组织为内皮下层,其中含有少量胶原纤维和弹性纤维;靠近中膜的内弹性膜呈波浪状(中膜平滑肌收缩所致),亮红色,折光性强。

(2) 中膜:平滑肌纤维呈环行排列,核呈椭圆形,色较浅。肌纤维之间有弹性纤维和胶原纤维(不易分辨)。

(3) 外膜:主要由结缔组织组成,含弹性纤维、小血管和神经。外膜与中膜相连处为外弹性膜,常呈断续状态。

2. 中静脉

【低倍镜观察】(必要时转换高倍镜观察)重点与中动脉区别。

(1) 内膜:很薄,可见内皮和由极少量的结缔组织构成的内皮下层,内弹性膜不明显,故与中膜分界不清。

(2) 中膜:较薄,主要由几层环行的平滑肌稀疏排列而成,染色较中动脉浅。

(3) 外膜:较厚,主要由结缔组织构成,可见成束纵行的平滑肌横断面,无外弹性膜。

(三) 淋巴结

【材料】狗的淋巴结。

【染色方法】HE 染色法。

【肉眼观察】标本为淋巴结的纵切面,呈椭圆形,为实质性器官。表面粉红色的结构为被膜,被膜下深蓝色部分为皮质,中央浅蓝色部分为髓质。

【低倍镜观察】(必要时转换高倍镜观察)

1. 被膜和小梁

淋巴结被膜为薄层致密结缔组织,被膜深入实质形成小梁,各种切面的小梁被染成红色,其中有血管断面。

2. 皮质

皮质位于被膜下方,主要由淋巴小结、副皮质区和皮质淋巴窦三部分构成。

(1) 淋巴小结:为由密集的淋巴细胞组成的圆形或椭圆形结构,多个,分布于皮质浅层。淋巴小结周围部着色深,主要由密集的小淋巴细胞组成;中央部着色较浅,为生发中心,主要由体积较大的幼稚 B 淋巴细胞组成。

(2) 副皮质区:又称胸腺依赖区,位于淋巴小结之间和皮质深层,由弥散的 T 淋巴细胞构成。在副皮质区可见毛细血管后微静脉。

(3) 皮质淋巴窦:位于被膜下、淋巴小结之间和小梁周围,染色较浅。淋巴窦内淋巴细胞较少,可见到网状细胞和巨噬细胞。

3. 髓质

髓质位于皮质深部,由髓索和髓窦组成,与皮质无明显界线。

(1) 髓索:由密集的淋巴组织构成,呈不规则的条索状或分支状,相互连接。组成髓索的细胞有网状细胞、巨噬细胞、浆细胞和 B 淋巴细胞等。

(2) 髓窦:与皮质淋巴窦结构相同,但较宽大。

(四) 脾

【材料】狗的脾脏。

【染色方法】HE 染色法。

【肉眼观察】标本被染成红色的是被膜,被膜下是实质。实质大部分呈紫红色,为红髓,散在于红髓中的深蓝色团块状或条索状结构是白髓。

【低倍镜观察】脾被膜较厚,由致密结缔组织及浆膜构成。被膜深入实质形成小梁,各种切面的小梁被染成红色,其中有血管断面和平滑肌的纵、横切面。白髓被染成深蓝色,由密集的淋巴组织构成,散在分布,呈球团状或条索状。红髓分布于白髓之间,呈大片红染区,细胞较少。

【高倍镜观察】重点观察白髓和红髓。

1. 白髓

白髓包括脾小结和动脉周围淋巴鞘两种结构。

(1) 脾小结:主要由密集的 B 淋巴细胞构成,为脾内淋巴小结。脾小结中央常有生发中心,着色浅。

(2) 动脉周围淋巴鞘:由紧密包绕中央小动脉的 T 淋巴细胞形成,此区相当于淋巴结的胸腺依赖区。

2. 红髓

红髓位于被膜下、小梁周围及白髓之间,由脾索和脾血窦构成。

(1) 脾索:为富含细胞的索状淋巴组织。它以网状组织为支架,内含 B 淋巴细胞、浆细胞、巨噬细胞及各种血细胞。

(2) 脾血窦:脾索间的腔隙为脾血窦,形态不规则。在血窦的横切面可见内皮细胞沿血窦壁呈点状排列,胞核凸向窦腔,腔内含有各种血细胞。

（五）示教

大动脉、大静脉、小动脉、小静脉、毛细血管,胸腺,扁桃体。

三、实训练习

（一）绘图

绘制高倍镜下中动脉管壁结构图或低倍镜下淋巴结被膜与皮质结构图。

（二）思考题

1. 镜下中动脉有哪些特点？中动脉的中膜成分与大动脉的中膜成分有何不同？
2. 心内膜下层的束细胞与心肌纤维有何不同？
3. 描述淋巴结皮质和脾白髓的光镜下结构。

实验九　内分泌系统与感觉器官组织结构

一、目的与要求

【掌握】甲状腺、肾上腺、垂体、皮肤的组织结构。

【了解】甲状旁腺的组织结构特点。

二、实验内容与方法

（一）甲状腺

【材料】狗的甲状腺。

【染色方法】HE 染色法。

【肉眼观察】标本为甲状腺的一部分,被染成红色。

【低倍镜观察】甲状腺表面有时可见薄层结缔组织被膜。甲状腺实质由大小不等的滤泡构成,腔内充满红色胶质。滤泡间有少量结缔组织和丰富的毛细血管。

【高倍镜观察】甲状腺滤泡由单层立方上皮围成。滤泡上皮细胞胞质为浅红色,胞核为圆形或椭圆形,位于细胞中央。在滤泡上皮间或滤泡之间可见滤泡旁细胞,其胞体、胞核均较大,胞质、胞核染色浅。

（二）肾上腺

【材料】猫的肾上腺。

【染色方法】HE 染色法。

【肉眼观察】标本呈椭圆形,周围被染成红色的部分为皮质,中央浅黄区为髓质。

【低倍镜观察】表面是由结缔组织构成的被膜。被膜深面是皮质,占腺体的大部分,由浅入深依次为球状带、束状带和网状带,三带间无明显界线。髓质位于中央,内有较大的血管。髓质细胞被染成浅黄色,称嗜铬细胞。

【高倍镜观察】重点观察皮质三带和髓质细胞。

1. 皮质

(1) 球状带:最薄,腺细胞排列成团球状,细胞较小,矮柱状或多边形。胞质染色较深,内含少量空泡;核圆,染色深。

(2) 束状带:此带最厚,腺细胞排列成单行或双行的条索状,索间有少量的结缔组织和丰富的血窦。细胞体积较大,呈多边形。胞质内含较多的脂滴,脂滴在制片时溶解,故呈泡沫状。

(3) 网状带:较薄,腺细胞排列成索状且互相吻合成网状,其间有血窦。细胞外形似束状带细胞,但染色较深,内含棕色的脂褐素颗粒。

2. 髓质

髓质细胞为多边形,胞体较大,核圆形,位于细胞中央。细胞排列成不规则的团、索状,胞质中有许多黄褐色的嗜铬颗粒。髓质中有丰富的血窦,偶尔可见胞体较大的交感神经节细胞,核大而圆,染色浅,核仁明显,胞质染色深。

(三) 垂体

【材料】猫的脑垂体。

【染色方法】HE 染色法。

【肉眼观察】标本呈椭圆形,染色较深的是远侧部,染色较浅的是神经部,位于两者之间的狭长区为中间部,染色最深。

【低倍镜观察】远侧部细胞密集成团、索状,其间有丰富的血窦。神经部主要是被染成浅红色的无髓神经纤维,细胞成分较少。中间部可见几个大小不等的滤泡,滤泡腔内有嗜酸性的胶状物。

【高倍镜观察】重点观察远侧部和神经部。

1. 远侧部

(1) 嗜酸性细胞:数量较多,多分布于远侧部中央,细胞体积较大,呈圆形或椭圆形,胞质内含有粗大的嗜酸性颗粒,被染成红色。

(2) 嗜碱性细胞:数量最少,多分布于远侧部周边,细胞大小不等,呈圆形或多边形,胞质内含嗜碱性颗粒,被染成紫蓝色或紫红色。

(3) 嫌色细胞:数量最多,常成群存在,细胞体积小,呈圆形或多边形,胞质少,染色浅。

2. 神经部

主要为无髓神经纤维,其内散在分布的细胞核为垂体细胞(即神经胶质细胞)的细胞核。此外,尚可见大小不一、呈圆形或卵圆形、被染成红色的胶体性团块,即赫令体。神经部毛细胞血管也很丰富。

（四）皮肤

【材料】人的头皮。

【染色方法】HE 染色法。

【肉眼观察】标本为长方形，一侧呈蓝紫色的是表皮，表皮下方被染成红色的是真皮，真皮深面染色浅的是皮下组织。

【低倍镜观察】分辨表皮、真皮和皮下组织。表皮较薄，为角化的复层扁平上皮。从基底部向表面依次分为基底层、棘层、颗粒层、透明层和角质层。角质层和颗粒层很薄，透明层不明显。真皮较厚，由致密结缔组织组成，内含皮脂腺、汗腺、毛囊及立毛肌。皮下组织主要为脂肪组织，可见毛囊和汗腺。

【高倍镜观察】重点观察毛囊、毛球、立毛肌、皮脂腺和汗腺。

1. 毛囊

毛囊附于毛根周围，分内层上皮性鞘（内层与表皮相延续）和外层结缔组织鞘。

2. 毛球

毛球为毛根基部膨大的部分。毛球底部凹陷，内含结缔组织、毛细血管及神经，称毛乳头。

3. 立毛肌

立毛肌为一束平滑肌，一端附于毛囊结缔组织鞘，另一端终止于真皮乳头层。

4. 皮脂腺

皮脂腺位于毛囊与立毛肌之间，是泡状腺。分泌部为实心的细胞团。外周细胞较小，染色深；中央细胞较大，胞质中充满脂滴，染色浅，核固缩或消失。导管短，不易被切到。

5. 汗腺

汗腺为单管腺。分泌部呈球状，深达皮下组织；排泄部经真皮、表皮开口于皮肤。

（五）示教

甲状旁腺、肾上腺髓质细胞、掌皮。

三、实训练习

（一）绘图

绘制高倍镜下肾上腺组织结构图。

（二）思考题

1. 甲状腺与甲状旁腺的形态、结构与功能有何异同？
2. 垂体能控制哪几种内分泌器？
3. 掌皮与头皮的结构有何异同？

实验十 人体胚胎早期发育

一、目的与要求

【掌握】受精、卵裂和植入的概念，二、三胚层的形成与分化，胚体的建立，胎膜。

【了解】各器官的建立，双胎、多胎、联体胎、畸胎。

二、实验内容与方法

(一) 胚胎发育第1周(受精到胚泡形成)

观察下列模型：

(1) 受精：可见1个大的受精卵和3个极体，外被透明带。

(2) 卵裂：可见由2个、4个、8个卵裂球组成的受精卵。

(3) 桑葚胚：卵裂球数量为12~16个。

(4) 胚泡：可见滋养层、内细胞群和胚泡腔。

(二) 胚胎发育第2周(二胚层胚盘形成)

观察下列模型：

(1) 植入：模型显示人胚植入过程及内细胞群的分化，及植入后子宫内膜的功能变化。

(2) 13天人胚：可见到上胚层、下胚层、羊膜腔、卵黄囊和体蒂。

(3) 二胚层胚盘：呈圆盘状，由上、下胚层紧密相贴形成。

(三) 胚胎发育第3周(三胚层胚盘形成)

观察下列模型：

(1) 16天人胚：模型显示外胚层的神经板、原条、原结，中胚层和脊索，内胚层。模型头端可见口咽膜，尾端可见泄殖腔膜。

(2) 20天人胚：模型显示胎盘、体蒂、胎盘边缘保留的部分羊膜和卵黄囊。背面观可见神经褶、神经沟和3对体节；腹面观可见原始消化管；中部横断面可见体表的外胚层、神经褶、神经沟、体节、间介中胚层、胚内中胚层脏层和壁层、内胚层。

(3) 三胚层胚盘：呈圆盘状，由不同颜色的上、中、下胚层紧密相贴形成。

(四) 胚胎发育第4周至第8周(胚期后期)

观察下列模型：

(1) 22天人胚：模型显示神经沟已愈合成神经管，体节7对，原始消化管形成，体蒂转到胚体腹侧。

(2) 25天人胚:模型显示胚体呈圆柱状,前、后神经孔未闭合,体节14对,腹侧出现膨大。胚体中部横断可见神经管、脊索、原始消化管、口咽膜、泄殖腔膜、尿囊及心脏。

(3) 28天人胚:模型显示前、后神经孔均闭合,体节25对,心膨大明显,口凹周围出现3对鳃弓。

(4) 30天人胚:头明显变大,出现上肢芽和下肢芽,体节34对,脐带形成。

(五) 胚胎发育第9周至出生(胎期)

观察各月正常胎儿陈列标本,注意胎儿外形、大小及所见器官的演变。观察双胎、联胎、寄生胎和唇裂、腭裂、无脑儿、脊柱裂等畸形标本。

(六) 胎膜与胎盘

1. 观察模型

(1) 胎膜:模型显示绒毛膜、羊膜、卵黄囊、尿囊和脐带。

(2) 胎盘:模型显示胎盘的结构,包括胎儿的丛密绒毛膜和母体的基蜕膜。

2. 观察大体标本

足月胎盘。

3. 镜下观察

成熟胎儿的胎盘。

三、实训练习

(一) 绘图

绘制第2周人胚结构图。

(二) 思考题

1. 名词解释:卵裂、胚泡、植入、蜕膜、胚盘、胎盘、胎膜。

2. 三胚层是如何形成的?三胚层各层主要分化成哪些器官组织?

3. 如何理解胚泡腔、羊膜腔、卵黄囊、胚外体腔、胚内体腔的形成与演变?

第三部分

模拟试题

试题一

单项选择题(每题1分,共100分)

请把每题的正确答案填写在下列表格内:

题号	1	2	3	4	5	6	7	8	9	10	11	12	13	14	15	16	17	18	19	20
答案																				
题号	21	22	23	24	25	26	27	28	29	30	31	32	33	34	35	36	37	38	39	40
答案																				
题号	41	42	43	44	45	46	47	48	49	50	51	52	53	54	55	56	57	58	59	60
答案																				
题号	61	62	63	64	65	66	67	68	69	70	71	72	73	74	75	76	77	78	79	80
答案																				
题号	81	82	83	84	85	86	87	88	89	90	91	92	93	94	95	96	97	98	99	100
答案																				

1. 常被选为肌肉注射的肌是 ( )

A. 三角肌和臀大肌
B. 臀大肌和臀小肌
C. 臀大肌和臀中肌
D. 肩肌和臂肌
E. 臀部肌和肩部肌

2. 胸骨角平对 ( )

A. 第1肋
B. 第2肋
C. 第3肋
D. 第4肋
E. 锁骨

3. 股三角内通过的结构不包括 ( )

A. 股神经
B. 股动脉
C. 股静脉
D. 股管
E. 坐骨神经

4. 下列结构不是肌性标志的是 ( )

A. 胸锁乳突肌
B. 腹股沟管
C. 腹股沟韧带
D. 髌韧带
E. 肱二头肌肌腱

5. 运动系统包括 ( )

A. 骨、骨连结和肌
B. 骨骼、关节和肌
C. 骨、骨连结、肌和血管
D. 骨、骨连结、肌和神经
E. 关节和神经、血管

6. 关节的基本结构包括 ( )

A. 关节面、关节囊和关节腔
B. 关节面、关节软骨
C. 关节囊和关节软骨
D. 关节面、韧带和关节囊
E. 关节面、关节盘和关节腔

7. 下列结构不参与组成骨盆界线的是 ( )

A. 骶骨的岬
B. 弓状线
C. 耻骨弓
D. 耻骨联合的上缘
E. 耻骨梳

8. 下列器官属于下消化道的是 ( )

A. 十二指肠
B. 胃
C. 空肠
D. 食管
E. 咽

9. 舌乳头中接受一般感觉的是 ( )

A. 丝状乳头
B. 菌状乳头
C. 叶状乳头
D. 轮廓乳头
E. 以上都不是

10. 食管的第三个狭窄与中切牙的距离为 ( )

A. 15 cm
B. 25 cm
C. 30 cm
D. 40 cm
E. 45 cm

11. 下列器官不具有结肠袋、结肠带和肠脂垂的是 ( )

A. 盲肠
B. 升结肠
C. 乙状结肠
D. 阑尾
E. 横结肠

12. 十二指肠容易发生溃疡的部位是 (　　)

A. 上部 B. 降部

C. 水平部 D. 升部

E. 以上都不是

13. 胃溃疡和胃癌的好发部位是 (　　)

A. 胃体和胃大弯 B. 胃底和胃小弯

C. 幽门窦近胃小弯处 D. 胃大弯和胃小弯

E. 贲门部

14. 下列关于肝脏的描述,正确的是 (　　)

A. 下界可达右侧肋弓下 3 cm B. 左上界在左锁骨中线与第 5 肋相交处

C. 下界达剑突下 3 ~4 cm D. 全部有腹膜覆盖

E. 大部分位于腹上区

15. 下列两种结构的分界为肛白线的是 (　　)

A. 皮肤与黏膜 B. 内、外痔

C. 肛门内、外括约肌 D. 内脏神经与躯体神经

E. 以上都不是

16. 胆囊底的体表投影在某两个结构的交叉处附近,这两个结构是 (　　)

A. 右锁骨中线和右肋弓 B. 左锁骨中线与左肋弓

C. 右锁骨中线与第 5 肋 D. 右腋前线与肋弓

E. 右腋中线与第 5 肋

17. 鼻黏膜的易出血区位于 (　　)

A. 嗅区 B. 鼻中隔前下部

C. 鼻阈 D. 鼻前庭

E. 呼吸区

18. 喉腔中最易发生炎症、水肿而引起喉腔狭窄的部位是 (　　)

A. 喉口 B. 喉前庭

C. 喉中间腔 D. 声门裂

E. 声门下腔

19. 行气管切开的部位是 (　　)

A. 第 1—3 气管软骨环处 B. 第 2—4 气管软骨环处

C. 第 4—6 气管软骨环处 D. 第 3—5 气管软骨环处

E. 以上都不是

20. 异物易坠入 (　　)

A. 左主支气管 B. 右主支气管

C. 肺段支气管 D. 一级小支气管

E. 二级小支气管

21. 急性喉阻塞时如果来不及进行气管切开,可进行穿刺或切开的部位是 ( )

A. 声门裂处
B. 第2—4气管软骨环处
C. 甲状舌骨膜处
D. 环甲正中韧带处
E. 前庭裂处

22. 与胸膜下界的体表投影在锁骨中线相交的肋是 ( )

A. 第6肋
B. 第7肋
C. 第8肋
D. 第9肋
E. 第10肋

23. 两侧髂嵴最高点连线平对 ( )

A. 第1腰椎棘突
B. 第2腰椎棘突
C. 第3腰椎棘突
D. 第4腰椎棘突
E. 第5腰椎棘突

24. 输尿管的第2处狭窄位于 ( )

A. 输尿管的起始部
B. 腰大肌前缘处
C. 跨越髂血管处
D. 穿膀胱壁处
E. 以上都不是

25. 十二指肠大乳头位于十二指肠的 ( )

A. 上部
B. 降部
C. 水平部
D. 升部
E. 十二指肠球

26. 下列组织属骨骼肌的是 ( )

A. 尿道阴道括约肌
B. 膀胱逼尿肌
C. 肛门内括约肌
D. 肝胰壶腹括约肌
E. 幽门括约肌

27. 产生精子和男性激素的结构是 ( )

A. 附睾
B. 前列腺
C. 睾丸
D. 尿道球腺
E. 精囊

28. 下列关于附睾功能的叙述,错误的是 ( )

A. 储存精子
B. 产生精子
C. 营养精子
D. 运输精子
E. 以上都不是

29. 肺尖的体表投影部位是 ( )

A. 超出锁骨内侧1/3上方2~3 cm
B. 超出锁骨外侧1/3上方2~3 cm
C. 超出锁骨中1/3上方2~3 cm
D. 不超出锁骨
E. 超出锁骨内侧1/2上方2~3 cm

30. 临床上所指的前尿道是尿道的 ( )

A. 尿道球部 B. 前列腺部

C. 海绵体部 D. 膜部

E. 以上都不是

31. 下列关于男性出现病理性前列腺肥大的说法,错误的是 ( )

A. 是因腺组织增生 B. 是因腺内结缔组织增生

C. 好发于老年人 D. 可引起排尿困难

E. 可引起尿潴留

32. 给男性导尿时应使其某一结构消失,这一结构是 ( )

A. 耻骨下弯 B. 耻骨前弯

C. 前列腺部 D. 膜部

E. 海绵体部

33. 手术中识别输卵管的标志是 ( )

A. 漏斗部 B. 壶腹部

C. 峡部 D. 子宫部

E. 输卵管伞

34. 剖宫产手术常选择切开子宫的部位是 ( )

A. 子宫底 B. 子宫体

C. 子宫峡 D. 子宫颈

E. 子宫阴道部

35. 子宫癌的好发部位是 ( )

A. 子宫底 B. 子宫体

C. 子宫峡 D. 子宫颈

E. 子宫腔

36. 下列结构可防止子宫下垂的是 ( )

A. 子宫主韧带 B. 子宫阔韧带

C. 子宫圆韧带 D. 骶子宫韧带

E. 子宫上韧带

37. 乳房手术采用放射状的切口的原因是 ( )

A. 便于延长切口 B. 可避免切断乳房悬韧带

C. 可减少对输乳管的损伤 D. 易找到病灶

E. 减少对乳房内脂肪组织的损伤

38. 可发生半脱位的关节是 ( )

A. 肩关节 B. 肘关节

C. 髋关节 D. 膝关节

E. 踝关节

39. 二尖瓣位于 ( )

A. 主动脉口 B. 肺动脉口

C. 上腔静脉口 D. 左房室口

E. 右房室口

40. 心的正常起搏点位于 ( )

A. 窦房结 B. 房室结

C. 房室束 D. 左、右束支

E. Purkinje 纤维网

41. 进行心内注射的部位是 ( )

A. 胸骨右缘第 4 肋间隙 B. 胸骨右缘第 3 肋间隙

C. 胸骨左缘第 4 肋间隙 D. 胸骨左缘第 3 肋间隙

E. 锁骨中线第 4 肋间隙

42. 可扪及心尖搏动的部位是 ( )

A. 左第 4 肋间隙左锁骨中线内侧 1 ~2 cm 处 B. 左第 5 肋间隙左锁骨中线内侧 5 cm 处

C. 左第 5 肋间隙左锁骨中线内侧 1 ~2 cm 处 D. 左第 4 肋间隙左锁骨中线内侧 5 cm 处

E. 左第 5 肋间隙左锁骨中线外侧 1 ~2 cm 处

43. 三尖瓣复合体中不包括 ( )

A. 纤维环 B. 三尖瓣

C. 腱索 D. 乳头肌

E. 隔缘肉柱

44. 当心室收缩时,心脏瓣膜的关闭与开放状态是 ( )

A. 二尖瓣和三尖瓣关闭 B. 二尖瓣和三尖瓣开放

C. 二尖瓣和肺动脉瓣关闭 D. 三尖瓣和主动脉瓣关闭

E. 肺动脉瓣和主动脉瓣关闭

45. 测量动脉血压的听诊血管是 ( )

A. 尺动脉 B. 桡动脉C. 肱动脉

D. 腋动脉 E. 肘正中静脉

46. 下列关于甲状腺的描述,错误的是 ( )

A. 有左、右两侧叶 B. 其峡部在第 2—4 气管软骨前

C. 可随吞咽而上下移动 D. 可分泌甲状腺素

E. 侏儒症是由于甲状腺素不足所致

47. 下列结构不能分泌激素的是 ( )

A. 胰岛 B. 黄体

C. 腺垂体 D. 甲状旁腺

E. 神经垂体

48. 产生房水的结构是 （ ）

A. 睫状体
B. 晶状体
C. 玻璃体
D. 泪腺
E. 虹膜

49. 调节晶状体曲度的肌是 （ ）

A. 上睑提肌
B. 眼轮匝肌
C. 瞳孔括约肌
D. 睫状肌
E. 瞳孔开大肌

50. 下列结构的折光率可调节的是 （ ）

A. 角膜
B. 晶状体
C. 房水
D. 玻璃体
E. 睫状体

51. 引起青光眼的原因是 （ ）

A. 房水循环受阻,眼内压增高
B. 角膜上有疤痕
C. 晶状体的改变
D. 玻璃体的改变
E. 视网膜剥离

52. 视神经是由某种细胞的轴突汇集而成的,这种细胞是 （ ）

A. 视杆细胞
B. 视椎细胞
C. 双极细胞
D. 节细胞
E. 以上都不是

53. 在强光下或看近物时,瞳孔所发生的变化是 （ ）

A. 瞳孔括约肌收缩,瞳孔缩小
B. 瞳孔括约肌收缩,瞳孔开大
C. 瞳孔开大肌收缩,瞳孔缩小
D. 瞳孔开大肌收缩,瞳孔开大
E. 瞳孔括约肌舒张,瞳孔缩小

54. 幼儿易发中耳炎,主要原因是 （ ）

A. 幼儿的咽鼓管长而窄
B. 幼儿的咽鼓管短而平直
C. 幼儿的抵抗力低
D. 幼儿的鼓膜较小
E. 幼儿的外耳道较短

55. 白内障的形成原因是 （ ）

A. 晶状体的弹性减弱
B. 晶状体混浊
C. 睫状体向前移位
D. 色素上皮与神经层分离
E. 房水回流受阻

56. 视网膜剥离症是指 （ ）

A. 晶状体的弹性减弱
B. 晶状体混浊
C. 睫状体向前移位
D. 色素上皮与神经层分离
E. 房水回流受阻

57. 执行反射功能的形态学基础是 ( )

A. 反射弧
B. 中枢
C. 传入神经
D. 传出神经
E. 运动终板

58. 脊髓灰质前角含有 ( )

A. 运动神经元
B. 感觉神经元
C. 联络神经元
D. 交感神经元
E. 副交感神经元

59. 成人脊髓的下端水平是 ( )

A. 第12胸椎
B. 第1腰椎体的上缘
C. 第1腰椎体的下缘
D. 第2腰椎
E. 第3腰椎

60. 生命中枢位于 ( )

A. 延髓
B. 脑桥
C. 中脑
D. 下丘脑
E. 背侧丘脑

61. 大脑皮质的躯体运动中枢位于 ( )

A. 中央前回和中央旁小叶的前部
B. 距状沟的两侧
C. 颞横回
D. 中央后回和中央旁小叶的后部
E. 额中回

62. 小脑扁桃体疝可压迫 ( )

A. 延髓
B. 脑桥
C. 中脑
D. 下丘脑
E. 背侧丘脑

63. 下列关于中枢神经系统各部功能的叙述,错误的是 ( )

A. 脊髓有反射和传导功能
B. 脑干有反射和传导功能
C. 小脑有运动的调节功能
D. 间脑是运动传导的中继站
E. 端脑是中枢神经系统的最高中枢

64. 内囊受到损伤的临床表现不包括 ( )

A. 对侧躯干、四肢深感觉障碍
B. 对侧浅感觉障碍
C. 双眼对侧同向偏盲
D. 对侧所有面肌和舌肌瘫痪
E. 对侧四肢骨骼肌瘫痪

65. 面神经可管理 ( )

A. 面部皮肤感觉
B. 舌前2/3黏膜痛温觉
C. 咀嚼肌运动
D. 腮腺的分泌
E. 舌前2/3的味觉

66. 心绞痛所引起牵涉痛的疼痛部位是 ( )
A. 左肩部
B. 左胸前区、左上臂外侧皮肤
C. 左胸前区、左上臂内侧皮肤
D. 左季肋区
E. 腹上区

67. 下列结构与扩大小肠吸收面积无关的是 ( )
A. 绒毛
B. 微绒毛
C. 肠腺
D. 环状皱襞

68. 胃底腺主细胞可分泌 ( )
A. 盐酸
B. 胃蛋白酶
C. 胃蛋白酶原
D. 内因子

69. 肝的基本结构和功能单位是 ( )
A. 肝板
B. 肝细胞
C. 胆小管
D. 肝小叶

70. 分泌胆汁的结构是 ( )
A. 胆囊
B. 肝管
C. 肝细胞
D. 胆小管

71. 肝内具有吞噬功能的细胞是 ( )
A. 淋巴细胞
B. Kupffer 细胞
C. 胆管上皮细胞
D. 肝细胞

72. 在 3 条结肠带的会合处可寻找到 ( )
A. 盲肠
B. 阑尾
C. 空肠
D. 回肠

73. 分泌胰岛素的细胞是 ( )
A. A 细胞
B. B 细胞
C. D 细胞
D. PP 细胞

74. 肺的血-气屏障的组成不包括 ( )
A. 连续毛细血管内皮及基膜
B. Ⅱ型肺泡细胞及基膜
C. 两层基膜间的薄层结缔组织和肺泡表面液体层
D. Ⅰ型肺泡细胞

75. 分泌肺泡表面活性物的细胞是 ( )
A. Ⅰ型肺泡细胞
B. Ⅱ型肺泡细胞
C. 杯状细胞
D. 小颗粒细胞

76. 组成肾单位的结构不包括 ( )
A. 肾小体
B. 细段
C. 集合小管
D. 近端小管

77. 滤过膜的组成结构是 ( )
A. 有孔内皮、基膜、血管系膜
B. 内皮、基膜
C. 有孔内皮、基膜、足细胞裂孔膜
D. 足细胞裂孔膜、有孔内皮、血管系膜

78. 肾球旁细胞可分泌 ( )
A. 肾素
B. 前列腺素
C. 血管紧张素
D. 抗利尿激素

79. 构成曲精小管生精上皮的细胞是 ( )
A. 支持细胞和间质细胞
B. 支持细胞和生精细胞
C. 间质细胞和生精细胞
D. 支持细胞和精原细胞

80. 血-睾屏障的组成不包括 ( )
A. 支持细胞侧突间的紧密连接
B. 支持细胞基底面的细胞膜
C. 曲精小管的基膜与界膜
D. 毛细血管内皮与基膜

81. 生长卵泡包括 ( )
A. 原始卵泡和初级卵泡
B. 初级卵泡和次级卵泡
C. 次级卵泡和原始卵泡
D. 成熟卵泡和次级卵泡

82. 促使子宫内膜进入分泌期的结构是 ( )
A. 成熟卵泡
B. 黄体
C. 次级卵泡
D. 间质腺

83. 组成表皮的两类细胞是 ( )
A. 郎格汉斯细胞和角质形成细胞
B. 郎格汉斯细胞和非角质形成细胞
C. 角质形成细胞和非角质形成细胞
D. 角质形成细胞和黑素细胞

84. 角质形成细胞的分层不包括 ( )
A. 角化层
B. 透明层
C. 颗粒层
D. 乳头层

85. 受精的必备条件不包括 ( )
A. 卵母细胞必须处于第二次成熟分裂末期
B. 精子的质与量必须正常
C. 精子与卵子必须在排卵后 12 ~24h 内相遇
D. 精子必须获能

86. 受精卵的细胞分裂被称为 ( )
A. 第一次成熟分裂
B. 卵裂
C. 第二次成熟分裂
D. 无丝分裂

87. 胚泡的结构不包括 ( )
A. 滋养层
B. 绒毛膜
C. 内细胞群
D. 胚泡腔

88. 正常的植入部位不包括 ( )
A. 子宫颈
B. 子宫体前壁
C. 子宫底
D. 子宫底后壁

89. 覆盖胚泡表面的蜕膜是　（　　）

A. 壁脱膜
B. 包蜕膜
C. 包蜕膜与壁蜕膜
D. 底蜕膜

90. 属于胎膜的 5 种结构是　（　　）

A. 绒毛膜、羊膜、卵黄囊、尿囊和蜕膜
B. 绒毛膜、羊膜、卵黄囊、尿囊和脐带
C. 绒毛膜、羊膜、卵黄囊、尿囊和胎盘
D. 绒毛膜、羊膜、卵黄囊、尿囊和基蜕膜

91. 胎盘的组成包括　（　　）

A. 平滑绒毛膜与基蜕膜
B. 丛密绒毛膜与基蜕膜
C. 丛密绒毛膜与包蜕膜
D. 丛密绒毛膜与壁蜕膜

92. 下列关于假复层纤毛柱状上皮的描述,错误的是　（　　）

A. 分布于呼吸道内面
B. 所有的细胞都附于基膜
C. 各细胞的游离面均有纤毛
D. 具有保护作用

93. 可在相邻细胞间传递信息的结构是　（　　）

A. 微绒毛
B. 基膜
C. 缝管连接
D. 紧密联结

94. 下列关于结缔组织特点的描述,错误的是　（　　）

A. 细胞种类多
B. 细胞间质多
C. 基质为呈水样的液体
D. 细胞间质中含纤维

95. 下列关于成熟红细胞的描述,错误的是　（　　）

A. 双凹圆盘状
B. 无细胞核和细胞器
C. 细胞内含大量血红蛋白
D. 能做变形运动,穿过毛细血管

96. 下列细胞具有杀菌作用且在急性细菌性炎症时增多的是　（　　）

A. 巨噬细胞
B. 嗜酸性粒细胞
C. 中性粒细胞
D. 单核细胞

97. 骨骼肌纤维的特点是　（　　）

A. 呈圆柱状
B. 细胞核位于中央
C. 有横纹但不明显
D. 有闰盘

98. 神经组织包括　（　　）

A. 神经细胞和神经纤维
B. 神经细胞和神经胶质细胞
C. 神经细胞、神经纤维和神经末梢
D. 神经细胞、纤维和基质

99. 小胶质细胞的功能是　（　　）

A. 合成神经递质
B. 传导神经冲动
C. 形成髓鞘
D. 吞噬异物、细菌等

100. 肌原纤维的结构和功能的基本单位是　（　　）

A. 肌节
B. 肌丝
C. 横小管
D. 三联体

试 题 二

单项选择题(每题1分,共100分)

请把每题的正确答案填写在下列表格内:

题号	1	2	3	4	5	6	7	8	9	10	11	12	13	14	15	16	17	18	19	20
答案																				
题号	21	22	23	24	25	26	27	28	29	30	31	32	33	34	35	36	37	38	39	40
答案																				
题号	41	42	43	44	45	46	47	48	49	50	51	52	53	54	55	56	57	58	59	60
答案																				
题号	61	62	63	64	65	66	67	68	69	70	71	72	73	74	75	76	77	78	79	80
答案																				
题号	81	82	83	84	85	86	87	88	89	90	91	92	93	94	95	96	97	98	99	100
答案																				

1. 运动系统包括 ( )

A. 骨、骨连结和肌　　B. 骨骼、关节和肌

C. 骨、骨连结、肌和血管　　D. 骨、骨连结、肌和神经

E. 关节和神经、血管

2. 骶管神经阻滞麻醉的部位和必须摸认的标志是 ( )

A. 骶前孔、骶岬　　B. 骶管、骶岬

C. 骶管裂孔、骶角　　D. 骶后孔、骶角

E. 以上都不是

3. 屈颈时,颈后正中线上最明显的隆起是 ( )

A. 第5颈椎棘突　　B. 第6颈椎棘突

C. 第7颈椎棘突　　D. 第1胸椎棘突

E. 第2胸椎棘突

4. 胸骨角平对 ( )

A. 第1肋　　B. 第2肋

C. 第3肋　　D. 第4肋

E. 锁骨

5. 椎间孔内通过的主要结构是　(　　)

A. 脊神经和血管　B. 脊神经和韧带

C. 脊神经和肌腱　D. 血管和韧带

E. 血管和肌腱

6. 腰椎穿刺的定位依据是　(　　)

A. 胸骨角　B. 骶管裂孔

C. 两髂嵴最高点的连线　D. 颈椎棘突

E. 肩胛骨

7. 关节的基本结构包括　(　　)

A. 关节面、关节囊和关节腔　B. 关节面、关节软骨

C. 关节囊和关节软骨　D. 关节面、韧带和关节囊

E. 关节面、关节盘和关节腔

8. 腰椎穿刺时，穿刺针最后通过的结构是　(　　)

A. 棘上韧带　B. 棘间韧带

C 前纵韧带

D. 后纵韧带　E. 黄韧带

9. 肩关节脱位时，通常肱骨头脱出的部位是　(　　)

A. 上方　B. 后方

C. 前上方　D. 前下方

E. 后上方

10. 腹前外侧壁的肌不包括　(　　)

A. 腹外斜肌　B. 腹内斜肌

C. 腹横肌　D. 腹直肌

E. 髂腰肌

11. 常被选为肌肉注射的肌是　(　　)

A. 三角肌和臀大肌　B. 臀大肌和臀小肌

C. 臀大肌和臀中肌　D. 肩肌和臂肌

E. 臀部肌和肩部肌

12. 股三角内通过的结构不包括　(　　)

A. 股神经　B. 股动脉

C. 股静脉　D. 股管

E. 坐骨神经

13. 下列结构不是肌性标志的是　(　　)

A. 胸锁乳突肌　B. 腹股沟管

C. 腹股沟韧带　D. 髌韧带

E. 肱二头肌肌腱

14. 判断肘关节脱位的标志是 ( )

A. 关节的外形是否变化

B. 肱骨的内、外上髁和桡骨头之间的关系

C. 关节是否能运动

D. 肱骨的内、外上髁和尺骨鹰嘴的关系

E. 关节是否红肿

15. 脊柱最容易受损的部位是 ( )

A. 骶骨

B. 胸椎

C. 腰椎

D. 骶椎

E. 尾椎

16. 舌乳头中接受一般感觉的是 ( )

A. 丝状乳头

B. 菌状乳头

C. 叶状乳头

D. 轮廓乳头

E. 以上都不是

17. 异物容易滞留的部位是 ( )

A. 咽隐窝

B. 梨状隐窝

C. 咽扁桃体

D. 咽鼓管口

E. 蝶筛隐窝

18. 食管的第三个狭窄与中切牙的距离为 ( )

A. 15 cm

B. 25 cm

C. 30 cm

D. 40 cm

E. 45 cm

19. 在中等充盈时,胃大部分位于 ( )

A. 腹上区

B. 右季肋区

C. 左季肋区

D. 脐区

E. 左腹外侧区

20. 在3条结肠带的会合处可寻找到 ( )

A. 盲肠

B. 阑尾

C. 空肠

D. 回肠

E. 结肠

21. 肝大部分位于 ( )

A. 右季肋区和腹上区

B. 腹上区和左季肋区

C. 腹上区

D. 左季肋区

E. 右腹外侧区

22. 下列结构属上呼吸道的是 ( )

A. 支气管

B. 肺泡

C. 喉

D. 气管

E. 叶支气管

23. 鼻黏膜的易出血区位于　　　　　　　　　　　　　　　　　　（　　）

A. 嗅区　　　　　　　　　　　　B. 鼻中隔前下份

C. 鼻阈　　　　　　　　　　　　D. 鼻前庭

E. 呼吸区

24. 喉腔中最易发生炎症、水肿而引起喉腔狭窄的部位是　　　　　（　　）

A. 喉口　　　　　　　　　　　　B. 喉前庭

C. 喉中间腔　　　　　　　　　　D. 声门裂

E. 声门下腔

25. 急性喉阻塞如果来不及进行气管切开,可进行穿刺或切开的部位是　（　　）

A. 声门裂处　　　　　　　　　　B. 第2—4气管软骨环处

C. 甲状舌骨膜处　　　　　　　　D. 环甲正中韧带处

E. 前庭裂处

26. 肺尖的体表投影部位是　　　　　　　　　　　　　　　　　（　　）

A. 超出锁骨内侧1/3上方2~3 cm　　B. 超出锁骨外侧1/3上方2~3 cm

C. 超出锁骨中1/3上方2~3 cm　　　D. 不超出锁骨

E. 超出锁骨内侧1/2上方2~3 cm

27. 与胸膜下界的体表投影在锁骨中线相交的肋是　　　　　　　　（　　）

A. 第6肋　　　　　　　　　　　B. 第7肋

C. 第8肋　　　　　　　　　　　D. 第9肋

E. 第10肋

28. 下列关于胸膜腔的叙述,正确的是　　　　　　　　　　　　　（　　）

A. 借呼吸道与外界相通　　　　　B. 借肺根互相连通

C. 分别与胸腔相通　　　　　　　D. 由壁胸膜围成

E. 左、右各一,互不相通

29. 紧贴肾表面的被膜是　　　　　　　　　　　　　　　　　　（　　）

A. 肾筋膜　　　　　　　　　　　B. 腹膜脏层

C. 脂肪囊　　　　　　　　　　　D. 肾皮质

E. 纤维囊

30. 泌尿系统中最重要的器官是　　　　　　　　　　　　　　　（　　）

A. 肾　　　　　　　　　　　　　B. 输尿管

C. 膀胱　　　　　　　　　　　　D. 尿道

E. 前列腺

31. 肾乳头周围包有　　　　　　　　　　　　　　　　　　　　（　　）

A. 肾小盏　　　　　　　　　　　B. 肾大盏

C. 肾盂　　　　　　　　　　　　D. 输尿管

E. 肾皮质

32. 子宫手术中结扎子宫动脉时,应注意保护的结构是 ( )
A. 子宫静脉 B. 输尿管
C. 子宫阔韧带 D. 输卵管
E. 卵巢
33. 下列关于膀胱三角的叙述,正确的是 ( )
A. 黏膜较厚且形成许多皱襞 B. 位于两输尿管口与尿道内口之间
C. 位于膀胱体 D. 位于膀胱尖与膀胱体交界处
E. 以上都不是
34. 男性膀胱下方毗邻的结构是 ( )
A. 精囊 B. 输尿管
C. 直肠 D. 前列腺
E. 尿生殖膈
35. 男性的生殖腺是 ( )
A. 附睾 B. 前列腺
C. 睾丸 D. 尿道球腺
E. 精囊
36. 输精管结扎术常选择在输精管的 ( )
A. 睾丸部 B. 精索部
C. 盆部 D. 腹股沟管部
E. 以上均不是
37. 临床上所指的前尿道是尿道的 ( )
A. 尿道球部 B. 前列腺部
C. 海绵体部 D. 膜部
E. 以上均不是
38. 给男性导尿时应使其某一结构消失,这一结构是 ( )
A. 耻骨下弯 B. 耻骨前弯
C. 前列腺部 D. 膜部
E. 海绵体部
39. 下列结构属女性生殖腺的是 ( )
A. 卵巢 B. 输卵管
C. 子宫 D. 阴道
E. 以上都不是
40. 手术中识别输卵管的标志是 ( )
A. 漏斗部 B. 壶腹部
C. 峡部 D. 子宫部
E. 输卵管伞

41. 剖宫产手术常选择切开子宫的部位是　（　）

A. 子宫底
B. 子宫体
C. 子宫峡
D. 子宫颈
E. 子宫阴道部

42. 子宫癌的好发部位是　（　）

A. 子宫底
B. 子宫体
C. 子宫峡
D. 子宫颈
E. 子宫腔

43. 乳房手术采用放射状切口的原因是　（　）

A. 便于延长切口
B. 可避免切断乳房悬韧带
C. 可减少对输乳管的损伤
D. 易找到病灶
E. 减少对乳房内脂肪组织的损伤

44. 孕妇在分娩时因易于撕裂而应注意保护的部位是　（　）

A. 尿生殖膈
B. 阴道前庭
C. 广义会阴
D. 盆膈
E. 外生殖器与肛门间的狭小区域

45. 心脏位于　（　）

A. 胸腔上纵隔
B. 胸腔中纵隔
C. 胸腔前纵隔
D. 胸腔后纵隔
E. 胸膜腔中纵隔

46. 二尖瓣位于　（　）

A. 主动脉口
B. 肺动脉口
C. 上腔静脉口
D. 左房室口
E. 右房室口

47. 心脏的正常起搏点位于　（　）

A. 窦房结
B. 房室结
C. 房室束
D. 左、右束支
E. Purkinje 纤维网

48. 切脉的部位多选用　（　）

A. 肱动脉
B. 桡动脉
C. 尺动脉
D. 颈总动脉
E. 锁骨下动脉

49. 心内注射的部位是　（　）

A. 胸骨右缘第 4 肋间隙
B. 胸骨右缘第 3 肋间隙
C. 胸骨左缘第 4 肋间隙
D. 胸骨左缘第 3 肋间隙
E. 锁骨中线第 4 肋间隙

50. 可扪及心尖搏动的部位是 ( )

A. 左第4肋间隙左锁骨中线内侧1~2 cm处
B. 左第5肋间隙左锁骨中线内侧5 cm处
C. 左第5肋间隙左锁骨中线内侧1~2 cm处
D. 左第4肋间隙左锁骨中线内侧5 cm处
E. 左第5肋间隙左锁骨中线外侧1~2 cm处

51. 当心室收缩时,心脏瓣膜的开放与关闭状态是 ( )

A. 二尖瓣和三尖瓣关闭
B. 二尖瓣和三尖瓣开放
C. 二尖瓣和肺动脉瓣关闭
D. 三尖瓣和主动脉瓣关闭
E. 肺动脉瓣和主动脉瓣关闭

52. 测量动脉血压的听诊血管通常是 ( )

A. 尺动脉
B. 桡动脉
C. 肱动脉
D. 腋动脉
E. 肘正中静脉

53. 做股静脉穿刺时,要清楚股静脉在股动脉的 ( )

A. 前面
B. 后面
C. 内侧
D. 外侧
E. 上面

54. 颈外静脉直接汇入 ( )

A. 颈内静脉
B. 锁骨下静脉
C. 颈总静脉
D. 头臂静脉
E. 上腔静脉

55. 面部和口腔的炎症或肿瘤首先会转移至 ( )

A. 下颌下淋巴结
B. 颈外侧浅淋巴结
C. 枕淋巴结
D. 腮淋巴结
E. 乳突淋巴结

56. 儿童时期,下列内分泌腺功能低下会导致呆小症的是 ( )

A. 垂体
B. 甲状腺
C. 甲状旁腺
D. 松果体
E. 以上均不正确

57. 瞳孔位于 ( )

A. 角膜
B. 虹膜
C. 视网膜
D. 脉络膜
E. 巩膜

58. 视神经由下列细胞的轴突汇集而成的是 ( )

A. 视杆细胞
B. 视椎细胞
C. 双极细胞
D. 节细胞
E. 以上都不是

59．下列眼肌不属平滑肌的是（　　）

A．瞳孔括约肌　B．瞳孔开大肌

C．睫状肌　D．上直肌

E．以上都不是

60．幼儿易发中耳炎的主要原因是（　　）

A．幼儿的咽鼓管长而窄　B．幼儿的咽鼓管短而平直

C．幼儿的抵抗力低　D．幼儿的鼓膜较小

E．幼儿的外耳道较短

61．成人脊髓的下端水平是（　　）

A．第12胸椎　B．第1腰椎体的上缘

C．第1腰椎体的下缘　D．第2腰椎

E．第3腰椎

62．生命中枢位于（　　）

A．延髓　B．脑桥

C．中脑　D．下丘脑

E．背侧丘脑

63．行硬膜外麻醉时将麻醉药物注入的部位是（　　）

A．硬膜下隙　B．硬膜外隙

C．小脑延髓池　D．蛛网膜下隙

E．硬脑膜窦

64．小脑扁桃体疝可压迫（　　）

A．延髓　B．脑桥

C．中脑　D．下丘脑

E．背侧丘脑

65．内囊受到损伤的临床表现不包括（　　）

A．对侧浅感觉障碍　B．对侧躯干、四肢深感觉障碍

C．双眼对侧同向偏盲　D．对侧所有面肌和舌肌瘫痪

E．对侧四肢骨骼肌瘫痪

66．分布于心、血管内面的是（　　）

A．单层柱状上皮　B．间皮

C．复层扁平上皮　D．内皮

67．可在相邻细胞间传递信息的结构是（　　）

A．微绒毛　B．基膜

C．缝管连接　D．紧密联结

68．成纤维细胞的功能是 （　　）

A．吞噬异物　　B．贮存脂肪

C．合成免疫球蛋白　　D．合成纤维

69．血液的成分包括 （　　）

A．血小板和血细胞　　B．血细胞和血清

C．白细胞和红细胞　　D．血细胞和血浆

70．中性粒细胞占白细胞总数的比例是 （　　）

A．20% ~40%　　B．0．5% ~5%

C．50% ~70%　　D．1% ~8%

71．下列细胞可转化为巨噬细胞的是 （　　）

A．肥大细胞　　B．中性粒细胞

C．淋巴细胞　　D．单核细胞

72．肌纤维是 （　　）

A．细胞间质　　B．细胞

C．肌细胞和细胞器　　D．肌细胞中的纤维

73．神经组织包括 （　　）

A．神经细胞和神经纤维　　B．神经细胞和神经胶质细胞

C．神经细胞、神经纤维和神经末梢　　D．神经细胞、纤维和基质

74．化学突触的结构包括 （　　）

A．突触囊泡和受体　　B．轴突和树突

C．突触前部、突触间隙、突触后部　　D．突触前膜、神经递质、突触后膜

75．肌原纤维的结构和功能的基本单位是 （　　）

A．肌节　　B．肌丝

C．横小管　　D．三联体

76．感受痛觉、温度觉的感受器是 （　　）

A．游离的神经末梢　　B．触觉小体

C．环层小体　　D．肌梭

77．下列结构被称为弹性动脉的是 （　　）

A．大动脉　　B．中动脉

C．小动脉　　D．微动脉

78．下列结构被称为外周阻力血管的是 （　　）

A．大动脉　　B．中动脉

C．小动脉　　D．中静脉

E．小静脉

79. 在人类,中枢淋巴器官包括　　　　(　　)
A. 胸腺、淋巴结及脾　　　　B. 胸腺及淋巴结
C. 胸腺及腔上囊　　　　D. 胸腺、骨髓

80. 下列细胞不属于单核吞噬细胞系统的是　　　　(　　)
A. 单核细胞　　　　B. 中性粒细胞
C. Kupffer 细胞　　　　D. 小胶质细胞

81. 消化管各段结构差异最大、功能最重要的是　　　　(　　)
A. 黏膜层　　　　B. 黏膜下层
C. 肌层　　　　D. 外膜层

82. 下列结构与扩大小肠吸收面积无关的是　　　　(　　)
A. 绒毛　　　　B. 微绒毛
C. 肠腺　　　　D. 环状皱襞

83. 胃底腺主细胞可分泌　　　　(　　)
A. 盐酸　　　　B. 胃蛋白酶
C. 胃蛋白酶原　　　　D. 内因子

84. 肝的基本结构和功能单位是　　　　(　　)
A. 肝板　　　　B. 肝细胞
C. 胆小管　　　　D. 肝小叶

85. 分泌胆汁的结构是　　　　(　　)
A. 胆囊　　　　B. 肝管
C. 肝细胞　　　　D. 胆小管

86. 分泌胰岛素的细胞是　　　　(　　)
A. A 细胞　　　　B. B 细胞
C. D 细胞　　　　D. PP 细胞

87. 肺小叶是由下列结构的分支及所属肺泡构成的是　　　　(　　)
A. 小支气管　　　　B. 细支气管
C. 终末细支气管　　　　D. 肺泡管

88. 肺的血-气屏障的组成不包括　　　　(　　)
A. 连续毛细血管内皮及基膜　　　　B. Ⅱ型肺泡细胞及基膜
C. Ⅰ型肺泡细胞及基膜　　　　D. 两层基膜间的薄层结缔组织
E. 肺泡表面液体层

89. 分泌肺泡表面活性物的细胞是　　　　(　　)
A. Ⅰ型肺泡细胞　　　　B. Ⅱ型肺泡细胞
C. 杯状细胞　　　　D. 小颗粒细胞

90. 滤过膜的组成结构是 ( )

A. 有孔内皮、基膜、血管系膜
B. 内皮、基膜
C. 有孔内皮、基膜、足细胞裂孔膜
D. 足细胞裂孔膜、有孔内皮、血管系膜

91. 球旁细胞可分泌 ( )

A. 肾素
B. 前列腺素
C. 血管紧张素
D. 抗利尿激素

92. 肾上腺皮质球状带、束状带和网状带所分泌的激素依次是 ( )

A. 性激素、盐皮质激素和糖皮质激素
B. 盐皮质激素、糖皮质激素和性激素
C. 盐皮质激素、性激素和糖皮质激素
D. 糖皮质激素、盐皮质激素和性激素

93. 膜细胞与颗粒细胞共同协作产生 ( )

A. 孕激素
B. 雌激素
C. 松弛素
D. 雄激素

94. 下列细胞参与免疫应答的是 ( )

A. 郎格汉斯细胞
B. 黑素细胞
C. 麦克尔细胞
D. 角质形成细胞

95. 受精部位一般是 ( )

A. 子宫体部或底部
B. 输卵管峡部
C. 输卵管壶腹部
D. 输卵管漏斗部

96. 受精的意义不包括 ( )

A. 恢复与保持染色体数目的恒定
B. 决定性别
C. 激发受精卵的细胞分裂
D. 减少先天性畸形与遗传病的发生

97. 正常的植入部位不包括 ( )

A. 子宫颈
B. 子宫体
C. 子宫底
D. 子宫底或子宫体

98. 属于胎膜的 5 种结构是 ( )

A. 绒毛膜、羊膜、卵黄囊、尿囊和蜕膜
B. 绒毛膜、羊膜、卵黄囊、尿囊和脐带
C. 绒毛膜、羊膜、卵黄囊、尿囊和胎盘
D. 绒毛膜、羊膜、卵黄囊、尿囊和基蜕膜

99. 前支分布在脐平面的胸神经是 ( )

A. 第 4 对
B. 第 6 对
C. 第 8 对
D. 第 10 对
E. 第 12 对

100. 桡神经受损的临床表现是 ( )

A. 方形肩
B. 垂腕
C. 猿手
D. 爪形手
E. 不能屈腕

试 题 三

一、名词解释(每题 3 分,共 12 分)

1. 髂结节:
2. 原动肌:
3. 反射弧:
4. 椎管:

二、填图题(每空 1 分,共 14 分)

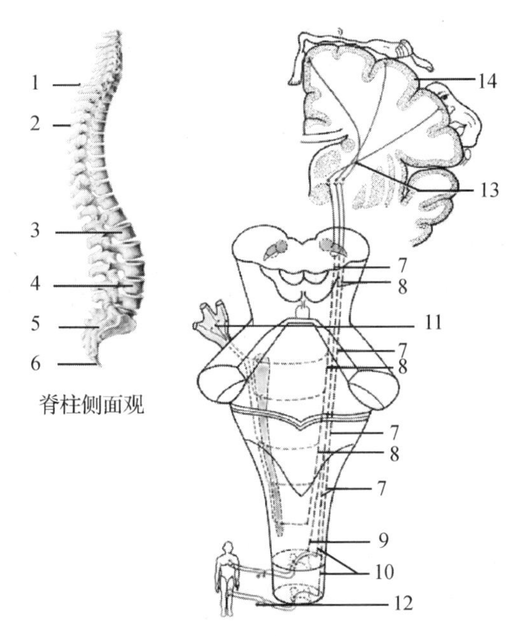

脊柱侧面观

躯干、四肢、头面部浅感觉传导通路

1:________ 2:________ 3:________ 4:________

5:________ 6:________ 7:________ 8:________

9:________ 10:________ 11:________ 12:________

13:________ 14:________

三、单项选择题(每题2分,共60分)

1. 运动系统包括 ( )

A. 骨、骨连结和骨骼肌　　B. 骨骼、关节和骨骼肌

C. 骨、骨连结、骨骼肌和血管　　D. 骨、骨连结、骨骼肌和神经

E. 关节和神经、血管

2. 骶管麻醉的部位和必须摸认的标志是 ( )

A. 骶前孔、骶岬　　B. 骶管裂孔、骶角

C. 骶管、骶岬　　D. 骶后孔、骶角

E. 以上都不是

3. 在体表可摸到的骨性标志不包括 ( )

A. 股骨内侧髁　　B. 耻骨结节

C. 外踝　　D. 髂嵴

E. 股骨大转子

4. 胸骨角平对 ( )

A. 第1肋　　B. 第2肋

C. 第3肋　　D. 第4肋

E. 锁骨

5. 关节的基本结构包括 ( )

A. 关节囊和关节软骨　　B. 关节面、关节软骨

C. 关节面、关节囊和关节腔　　D. 关节面、韧带和关节囊

E. 关节面、关节盘和关节腔

6. 绕矢状轴进行的运动是 ( )

A. 屈伸　　B. 收展

C. 环转　　D. 旋内

E. 旋外

7. 构成膝关节的结构不包括 ( )

A. 髌骨　　B. 胫骨上端

C. 腓骨　　D. 股骨下端

E. 以上都不是

8. 判断肘关节脱位的标志是 ( )

A. 关节的外形是否变化　　B. 肱骨的内、外上髁和尺骨鹰嘴的关系

C. 关节是否能运动　　D. 肱骨的内、外上髁和桡骨头三者之间的关系

E. 关节是否红肿

9. 运动或体力劳动时，脊柱最容易受伤的部位是 ( )
A. 颈椎
B. 胸椎
C. 腰椎
D. 骶椎
E. 尾椎
10. 肱骨中段骨折可损伤的神经是 ( )
A. 尺神经
B. 腋神经
C. 正中神经
D. 桡神经
E. 肌皮神经
11. 执行反射功能的形态学基础是 ( )
A. 运动终板
B. 中枢
C. 传入神经
D. 传出神经
E. 反射弧
12. 脊髓中传导躯干、四肢皮肤精细触觉的纤维束是 ( )
A. 皮质脊髓侧束
B. 皮质脊髓前束
C. 脊髓丘脑前束
D. 薄束和楔束
E. 脊髓丘脑侧束
13. 成人脊髓的下端水平是 ( )
A. 第 12 胸椎
B. 第 1 腰椎体的上缘
C. 第 3 腰椎
D. 第 2 腰椎
E. 第 1 腰椎体的下缘
14. 生命中枢位于 ( )
A. 下丘脑
B. 脑桥
C. 中脑
D. 延髓
E. 背侧丘脑
15. 大脑皮质的躯体运动中枢位于 ( )
A. 额中回
B. 距状沟的两侧
C. 颞横回
D. 中央后回和中央旁小叶的后部
E. 中央前回和中央旁小叶的前部
16. 小脑扁桃体疝可压迫 ( )
A. 背侧丘脑
B. 脑桥
C. 中脑
D. 下丘脑
E. 延髓
17. 间脑位于 ( )
A. 背侧丘脑上方
B. 延髓之上
C. 脑桥与中脑之间
D. 中脑与端脑之间
E. 端脑内部

18. 下列血管的损伤可导致内囊损伤的是 ( )

A. 大脑前动脉的中央支
B. 大脑后动脉的皮质支
C. 大脑中动脉的皮质支
D. 大脑后动脉的中央支
E. 大脑中动脉的中央支

19. 支配三角肌的神经是 ( )

A. 肌皮神经
B. 尺神经
C. 桡神经
D. 腋神经
E. 正中神经

20. 面神经管理 ( )

A. 面部皮肤感觉
B. 舌前2/3黏膜的痛温觉
C. 咀嚼肌运动
D. 腮腺的分泌
E. 舌前2/3的味觉

21. 桡神经受损的临床表现是 ( )

A. 垂腕
B. 方形肩
C. 猿手
D. 爪形手
E. 不能屈腕

22. 尺神经受损的临床表现是 ( )

A. 方形肩
B. 爪形手
C. 猿手
D. 垂腕
E. 不能屈腕

23. 头面部皮肤的感觉神经是 ( )

A. 三叉神经
B. 视神经
C. 面神经
D. 动眼神经
E. 前庭窝神经

24. 支配面部表情肌的神经是 ( )

A. 下颌神经
B. 面神经
C. 舌咽神经
D. 上颌神经
E. 副神经

25. 小儿易发生半脱位的关节是 ( )

A. 肩关节
B. 髋关节
C. 肘关节
D. 膝关节
E. 踝关节

26. 心脏位于 ( )

A. 胸腔上纵隔
B. 胸腔中纵隔
C. 胸腔前纵隔
D. 胸腔后纵隔
E. 胸膜腔中纵隔

27. 肝脏大部分位于 （　　）

A. 腹上区　　B. 腹上区和左季肋区
C. 右季肋区和腹上区　　D. 左季肋区
E. 右腹外侧区

28. 胆囊底的体表投影位于某两个结构的交叉处附近，这个结构是 （　　）

A. 左锁骨中线与左肋弓　　B. 右锁骨中线与右肋弓
C. 右锁骨中线与第5肋　　D. 右腋前线与肋弓
E. 右腋中线与第5肋

29. 喉腔中最易因发生炎症、水肿而引起喉腔狭窄的部位是 （　　）

A. 喉口　　B. 喉前庭
C. 声门下腔　　D. 声门裂
E. 喉中间腔

30. 下列关于女性尿道的描述，错误的是 （　　）

A. 较男性尿道宽　　B. 较男性尿道短
C. 较男性尿道直　　D. 女性尿道外口开口于阴道与肛门之间
E. 易引起逆行尿路感染

四、判断题（每题1分，共14分。对的记“T”，错的记“F”）

（　　）1. 肺呼吸部由肺内所有的肺泡构成。
（　　）2. 肝门静脉系收集腹腔内所有不成对脏器的静脉血。
（　　）3. 胫神经受到损伤可出现足下垂、不能伸趾等表现。
（　　）4. 心腔内注射时常取左侧第4肋间靠近胸骨体左缘处将药物注入左心室。
（　　）5. 股三角内从外至内依次排列有股神经、股静脉、股动脉、股管。
（　　）6. 成熟红细胞无细胞核与细胞器。
（　　）7. 动脉内流动着动脉血。
（　　）8. 皮质核束损伤引起的瘫痪属核上瘫。
（　　）9. 在月经周期的分泌期，卵巢皮质内有黄体形成。
（　　）10. 如果一侧视神经受到损伤，光照患侧瞳孔时，双眼瞳孔均不会缩小。
（　　）11. 浆细胞来源于血液中的T淋巴细胞。
（　　）12. 维持子宫前倾的主要结构是子宫主韧带。
（　　）13. 女性腹膜腔的最低部位是膀胱子宫陷凹。
（　　）14. 动脉导管位于左、右肺动脉之间。

试 题 四

一、名词解释(每题 2 分,共 8 分)

1. 内皮:
2. 翼点:
3. 麦氏点:
4. 牵涉痛:

二、单项选择题(每题 1 分,共 40 分)

请把每题的正确答案填写在下列表格内:

1. 分布在呼吸道的上皮是 ( )

A. 单层扁平上皮　　B. 单层立方上皮

C. 单层柱状上皮　　D. 假复层柱状纤毛上皮

2. 下列数值属于男性血红蛋白(Hb)正常值的是 ( )

A. 2.5g/L　　B. 25g/L

C. 50g/L　　D. 125g/L

3. 巨噬细胞是由下列细胞转变而来的是 ( )

A. 中性粒细胞　　B. 淋巴细胞

C. 单核细胞　　D. 嗜酸粒白细胞

4. 关于中性粒细胞占白细胞的百分比,下列数值不正常的是 ( )

A. 50%　　B. 60%

C. 70%　　D. 90%

5. 下列关于红细胞形态的描述,错误的是 ( )

A. 双凹圆盘形　　B. 无细胞器

C. 无核　　D. 球形

6. 组成粗肌丝的蛋白分子是 ( )

A. 肌球蛋白　　B. 原肌球蛋白

C. 肌动蛋白　　D. 肌钙蛋白

7. 伸舌时舌偏向左侧的原因可能是 ( )

A. 右舌神经受损　　B. 右舌下神经受损

C. 左舌咽神经受损　　D. 左面神经受损

8. 食物容易滞留的部位是　（　　）

A. 咽隐窝　B. 肋膈隐窝

C. 梨状隐窝　D. 碟筛隐窝

9. 角膜反射的传出神经是　（　　）

A. 舌咽神经　B. 面神经

C. 三叉神经　D. 迷走神经

10. 皮质脊髓束的功能是　（　　）

A. 传导浅感觉　B. 传导深感觉

C. 传导随意运动　D. 传导视觉

11. 出现双眼颞侧视野偏盲的可能原因是　（　　）

A. 视神经受压迫　B. 视束受压迫

C. 视交叉受压迫　D. 大脑距状沟受压迫

12. 早期妊娠诊断的检测指标是孕妇尿中的　（　　）

A. 孕激素　B. 雌激素

C. 胎盘松弛素　D. 绒毛膜促性腺激素

13. 支配瞳孔括约肌的神经是　（　　）

A. 三叉神经　B. 视神经

C. 动眼神经　D. 滑车神经

14. 若出现垂腕症状,则可能受到损伤的神经是　（　　）

A. 尺神经　B. 桡神经

C. 正中神经　D. 腋神经

15. 位于下丘脑的神经核是　（　　）

A. 视上核　B. 红核

C. 豆状核　D. 尾状核

16. 食管第二狭窄处距切牙的距离是　（　　）

A. 5 cm　B. 15 cm

C. 25 cm　D. 40 cm

E. 45 cm

17. 下列肌收缩时可扩大胸腔的是　（　　）

A. 肋间内肌和肋间外肌　B. 肋间内肌和胸大肌

C. 肋间内肌和膈肌　D. 肋间外肌和膈肌

18. 分布于脐平面的神经是　（　　）

A. 第 8 对胸神经　B. 第 9 对胸神经

C. 第 10 对胸神经　D. 第 11 对胸神经

19. 组成心脏传导系统的结构是　（　　）

A. 神经组织　B. 一般心肌组织

C. 特殊心肌组织　　D. 神经和心肌混合

20. 三尖瓣位于　（　）

A. 右房室口　　B. 左房室口

C. 主动脉口　　D. 肺动脉口

21. 下列动脉的分支为脾动脉的是　（　）

A. 肝总动脉　　B. 肝固有动脉

C. 腹腔干动脉　　D. 胃右动脉

22. 弹性动脉是指　（　）

A. 大动脉　　B. 中动脉

C. 小动脉　　D. 微动脉

23. 结扎子宫动脉时最易损伤的结构是　（　）

A. 输卵管　　B. 膀胱

C. 卵巢　　D. 输尿管

24. 肝门静脉系不包括　（　）

A. 脾静脉　　B. 肠系膜上静脉

C. 肠系膜下静脉　　D. 肝静脉

25. 浅静脉不包括　（　）

A. 大隐静脉　　B. 小隐静脉

C. 颈内静脉　　D. 颈外静脉

26. 当肝门静脉高压时最易发生曲张、破裂的静脉是　（　）

A. 食管静脉　　B. 肺静脉

C. 肝静脉　　D. 胃右静脉

27. 呼吸道最狭窄的部位是　（　）

A. 前庭裂　　B. 声门裂

C. 喉中间腔　　D. 声门下腔

28. 与腋中线上肺的下缘相交的肋是　（　）

A. 第6肋　　B. 第7肋

C. 第8肋　　D. 第9肋

29. 人体站立时下列结构开口朝上的是　（　）

A. 上颌窦　　B. 筛窦

C. 蝶窦　　D. 额窦

30. 肺内具有环行平滑肌的结构是　（　）

A. 小支气管　　B. 细支气管

C. 肺段支气管　　D. 肺泡管

31. 下列细胞可分泌胃蛋白酶原的是　（　）

A. 单层柱状上皮　　B. 颈黏液细胞

C. 壁细胞　D. 主细胞

32. 分泌胆汁的结构是　(　　)

A. 胆囊上皮　B. 胆总管

C. 肝管　D. 肝细胞

33. 腮腺开口位于　(　　)

A. 舌下襞　B. 舌下阜

C. 上颌第2前磨牙相对颊黏膜　D. 上颌第2磨牙相对颊黏膜

34. 位于相邻肝细胞之间的结构是　(　　)

A. 胆小管　B. 小叶间胆管

C. 肝管　D. 小叶间静脉

35. 下列结构的体表投影位于右肋弓与右锁骨中线相交处的是　(　　)

A. 胆总管　B. 胆囊颈

C. 胆囊底　D. 胃底部

36. 肾球旁细胞可分泌　(　　)

A. 肾素　B. 肾上腺素

C. 去甲肾上腺素　D. 糖皮质激素

37. 当睫状肌收缩时,晶状体或玻璃体的变化是　(　　)

A. 晶状体增厚　C. 晶状体变薄

D. 玻璃体增厚　D. 玻璃体变薄

38. 分泌房水的结构是　(　　)

A. 角膜　B. 晶状体

C. 玻璃体　D. 睫状体

39. 分泌雌激素的细胞是　(　　)

A. 卵细胞　B. 卵泡细胞

C. 输卵管上皮　D. 子宫上皮

40. 当输卵管结扎以后,下列说法正确的是　(　　)

A. 排卵停止　B. 排卵紊乱

C. 月经停止　D. 月经紊乱

E. 月经正常

三、配伍选择题(每题1分,共40分)

1. 女性绝育结扎手术应选择在(　　)

2. 输卵管识别的标志是(　　)

3. 一般受精部位在(　　)

A. 输卵管的子宫部　B. 输卵管的狭部

C. 输卵管的壶腹部　D. 输卵管的伞部

4. 易发生溃疡的部位是(　　)
5. 胆总管的开口部位是(　　)
6. 识别空肠起始标志的结构是(　　)
A. 十二指肠的上部
B. 十二指肠的降部
C. 十二指肠的水平部
D. 十二指肠的升部
E. 十二指肠悬韧带
7. 维持子宫前倾的结构是(　　)
8. 维持子宫前屈的结构是(　　)
9. 限制子宫两侧移动的结构是(　　)
A. 子宫阔韧带
B. 子宫主韧带
C. 子宫圆韧带
D. 子宫骶韧带
10. 外耳门前方可压迫的血管是(　　)
11. 穿棘孔的血管是(　　)
12. 行走在颈椎横突孔的血管是(　　)
13. 咬肌前缘可压迫的血管是(　　)
A. 颞浅动脉
B. 面动脉
C. 脑膜中动脉
D. 椎动脉
E. 颈内动脉
14. 头静脉汇入(　　)
15. 贵要静脉汇入(　　)
16. 颈外静脉汇入(　　)
17. 大隐静脉汇入(　　)
A. 股静脉
B. 腘静脉
C. 锁骨下静脉
D. 腋静脉
E. 肱静脉
18. 肱骨外科颈骨折时易损伤的神经是(　　)
19. 肱骨中段骨折时易损伤的神经是(　　)
20. 肱骨下端骨折时易损伤的神经是(　　)
A. 正中神经
B. 桡神经
C. 腋神经
D. 尺神经
21. 有丰富感觉末梢分布的结构是(　　)
22. 瞳孔位于(　　)
23. 交感神经支配的结构是(　　)
A. 瞳孔括约肌
B. 瞳孔开大肌
C. 角膜
D. 虹膜

24. 由交感神经单一支配的结构是(　　)

25. 面神经支配的结构是(　　)

26. 迷走神经支配的结构是(　　)

27. 舌咽神经支配的结构是(　　)

A. 下颌下腺　　B. 腮腺

C. 汗腺　　D. 胃腺

28. 躯体运动区位于(　　)

29. 躯体感觉区位于(　　)

30. 视区位于(　　)

A. 大脑中央前回　　B. 大脑中央后回

C. 颞横回　　D. 距状沟

31. 受精卵运输到子宫腔所需的时间大约是受精后(　　)

32. 植入完成大约在受精后(　　)

33. 全部妊娠所需的时间是(　　)

A. 3d　　B. 6d

C. 14d　　D. 266d

E. 366d

34. 位于两椎体之间的结构是(　　)

35. 腰椎穿刺最先穿透的结构是(　　)

36. 腰椎穿刺最后穿透的结构是(　　)

A. 椎间盘　　B. 棘间韧带

C. 黄韧带　　D. 前纵韧带

E. 棘上韧带

37. 属于听觉感受器的是(　　)

38. 感受直线运动的结构是(　　)

A. 螺旋器　　B. 囊斑

C. 壶腹嵴　　D. 内淋巴液

39. 侏儒症的发病原因是幼时缺少(　　)

40. 呆小症的发病原因是幼时缺少(　　)

A. 生长素　　B. 甲状腺素

C. 糖皮质激素　　D. 肾上腺素

四、问答题(共12分)

1. 用箭头表示肝内血液循环通路。(5分)

2. 如何选择腰椎穿刺的部位？为什么选择此部位进行腰椎穿刺？请说出定位的方法。(7分)

试 题 五

一、名词解释(每题 3 分,共 15 分)

1. 肌节:
2. Vein:
3. 神经节:
4. 腹股沟三角:
5. 胎盘:

二、填空题(每空 1 分,共 30 分)

1. 重要的呼吸肌有__________、__________和__________。
2. 电镜观察发现,化学性突触由__________、__________和__________三部分构成。
3. 喉的软骨包括__________、__________、__________和__________。
4. 肾有三层被膜,由内向外依次为__________、__________和__________。
5. 子宫位于________,在______与______之间,站立时呈________位。
6. 卵泡发育经历__________、__________、__________三个阶段。
7. 大脑半球上的三条叶间沟是________、__________和________。
8. 呆小症是由于____________________所引起的。
9. 胃蛋白酶原由胃底腺____________细胞分泌。
10. 眼球外肌包括__________、__________、__________、__________、__________、内直肌和外直肌。

三、单项选择题(每题 1 分,共 30 分)

1. 与器官长轴垂直的切面是 ( )

A. 冠状面　　B. 纵切面
C. 横切面　　D. 正中矢状面

2. 下列结构不属于躯干骨骨性标志的是 ( )

A. 第 7 颈椎棘突　　B. 骶角
C. 肋弓　　D. 髂嵴

3. 下列器官以上的结构被称为上消化道的是 ( )
A. 食管 B. 胃
C. 空肠 D. 十二指肠
4. 通过肝门的结构不包括 ( )
A. 肝固有动脉 B. 肝静脉
C. 门静脉 D. 肝管
5. 识别输卵管的标志是 ( )
A. 输卵管峡 B. 输卵管壶腹
C. 输卵管伞 D. 输卵管腹腔口
6. 肌纤维收缩时,肌节的变化是 ( )
A. 仅 I 带缩短 B. A 带缩短,H 带缩短或消失
C. 仅 H 带缩短 D. I 带和 H 带均缩短
7. 形成中枢神经系统有髓神经纤维髓鞘的细胞是 ( )
A. 神经膜细胞 B. 星形胶质细胞
C. 小胶质细胞 D. 少突胶质细胞
8. 眼球屈光系统不包括 ( )
A. 角膜 B. 晶状体
C. 睫状体 D. 玻璃体
9. 内分泌器官不包括 ( )
A. 甲状腺 B. 肾上腺
C. 生殖腺 D. 垂体
10. 骨骼肌收缩的结构基础是 ( )
A. 肌浆网 B. 肌原纤维
C. 横小管 D. 三联体
11. 组成人体的四大部分是 ( )
A. 头、颈、躯干、四肢 B. 胸、腹、背、腰
C. 上肢、下肢、头颈、躯干 D. 头颈、胸腹、腰背、四肢
12. 解剖学姿势的规定不包括 ( )
A. 身体直立 B. 上肢下垂
C. 下肢并拢 D. 掌心向内
13. 躯干骨包括 ( )
A. 胸骨、肋骨、椎骨 B. 胸骨、肋、椎骨
C. 胸骨、椎骨、肋和髋骨 D. 胸骨、肋骨、椎骨和髋骨
14. 肩关节最常见的脱位部位是 ( )
A. 上壁 B. 前壁
C. 下壁 D. 后壁

15. 与髂嵴最高点相对的部位是 ( )

A. 第1腰椎棘突
B. 第2腰椎棘突
C. 第3腰椎棘突
D. 第4腰椎棘突

16. 收缩时可产生较大幅度运动的肌是 ( )

A. 长肌
B. 短肌
C. 阔肌
D. 轮匝肌

17. T细胞增殖分化的场所 ( )

A. 胸腺
B. 淋巴结
C. 脾
D. 扁桃体

18. 胆总管和胰管共同开口于 ( )

A. 十二指肠上部
B. 十二指肠大乳头
C. 十二指肠水平部
D. 十二指肠升部

19. 大网膜连接于 ( )

A. 肝与肾
B. 胃与空肠
C. 肝与胃
D. 胃大弯与横结肠

20. 临床上区分内、外痔的标志是 ( )

A. 白线
B. 齿状线
C. 肛梳
D. 肛瓣

21. 纵贯肝小叶中轴的结构是 ( )

A. 肝血窦
B. 中央静脉
C. 胆小管
D. 小叶间静脉

22. 下列关于输尿管的描述,错误的是 ( )

A. 是一对细长的肌性管道
B. 全长20~30 cm
C. 有3处狭窄
D. 属腹膜间位器官

23. 下列关于女性尿道的描述,错误的是 ( )

A. 起自尿道内口,终于尿道外口
B. 长3~5 cm
C. 具有宽、短、直的特点
D. 不易引起逆行感染

24. 黄体细胞主要分泌 ( )

A. 孕激素
B. 雌激素
C. 雌激素和孕激素
D. 松弛素

25. 诱导神经管形成的结构是 ( )

A. 原条
B. 原结
C. 原凹
D. 脊索

26. 心脏的正常起搏点是 ( )

A. 窦房结
B. 房室结
C. 结间束
D. 浦肯野纤维

27. 脾的胸腺依赖区是指 ( )

A. 脾小结 B. 动脉周围淋巴鞘

C. 脾索 D. 边缘区

28. 晶状体位于 ( )

A. 角膜与巩膜之间 B. 虹膜与玻璃体之间

C. 虹膜外侧 D. 虹膜与巩膜之间

29. 与脑干背面相连的脑神经是 ( )

A. 视神经 B. 嗅神经

C. 动眼神经 D. 滑车神经

30. 放射冠是指 ( )

A. 卵泡壁最外层的卵泡细胞 B. 紧靠卵泡腔的一层卵泡细胞

C. 紧靠透明带的一层柱状卵泡细胞 D. 卵泡膜内层的结缔组织

四、判断题(每题1分,共10分。对的记"T",错的记"F")

( )1. 在月经周期的分泌期,卵巢皮质内有黄体形成。

( )2. 男、女性腹股沟管内均有精索通过。

( )3. 脏腹膜和壁腹膜相互移行所围成的潜在性间隙,叫腹腔。

( )4. 肝脏大部分居左季肋区,小部分居右季肋区和腹上区。

( )5. 浆细胞来源于血液中的T淋巴细胞。

( )6. 阑尾动脉由回结肠动脉发出。

( )7. 小儿咽鼓管短而平直,管腔较大。

( )8. 每条脊神经均属混合性神经。

( )9. 女性腹膜腔的最低部位是膀胱子宫陷凹。

( )10. 股三角内从外至内依次排列着股神经、股静脉、股动脉、股管。

五、问答题(共15分)

1. 某幼儿误食了一枚硬币,两天后在其粪便中发现了这枚硬币。请按顺序依次写出该硬币所经过的器官名称(用箭头表示)。(7分)

2. 能够释放组胺引起组织发生过敏反应的细胞有哪些?试述其光镜、电镜结构。(8分)

试 题 六

一、名词解释(每题 3 分,共 15 分)

1. 翼点:
2. 咽峡:
3. 肺小叶:
4. 危险三角:
5. 三偏症:

二、填空题(每空 1 分,共 30 分)

1. 用光镜观察能见到的组织细胞结构,称__________结构。用电镜观察能见到的细胞结构,称__________结构。

2. 骨由__________、__________、__________三部分组成。

3. 鼻旁窦包括筛窦、__________、__________和__________。

4. 呼吸肌有__________、__________和膈肌,其中膈肌上有三个孔,分别为__________、__________和__________。

5. 腮腺管开口于__________,舌下腺开口于__________、__________,下颌下腺开口于__________。

6. 电镜下,毛细血管可分为__________、__________和__________三类。

7. 男性的生殖腺是__________,其尿道分为__________、__________和海绵体部。

8. 肾单位由__________和__________两部分构成。

9. 基底核包括尾状核、__________、__________、__________和杏仁体。

10. 大脑动脉环由大脑前动脉、__________、后交通动脉和__________吻合而成。

三、单项选择题(每题 1 分,共 30 分)

1. 第 1 颈椎具有 ( )

A. 椎体　　B. 棘突
C. 上关节突　　D. 横突

2. 下列结构位于颅中窝的是 ( )

A. 鸡冠　　B. 内耳门
C. 眶上裂　　D. 枕骨大孔

3. 下列结构通过斜角肌间隙的是 （　　）

A. 腋动脉　　B. 锁骨下静脉

C. 椎动脉　　D. 臂丛、锁骨下动脉

4. 下列结构不属于组织的是 （　　）

A. 上皮　　B. 肌肉

C. 结缔组织　　D. 神经组织

5. 十^{2} 表示 （　　）

A. 左上颌乳侧切牙　　B. 右上颌乳侧切牙

C. 左上颌侧切牙　　D. 右上颌侧切牙

6. 下列结构在消化管各段结构差异最大、功能最重要的是 （　　）

A. 黏膜层　　B. 黏膜下层

C. 肌层　　D. 外膜

7. 下列有关对左肺的描述,错误的是 （　　）

A. 有三叶　　B. 有二叶

C. 有心切迹　　D. 有肺小舌

8. 下列结构属于肾蒂的是 （　　）

A. 肾大盏　　B. 肾小盏

C. 肾动脉　　D. 输尿管

9. 肌节的组成是 （　　）

A. A 带　　B. A 带 +A 带

C. 1/2 I 带 +A 带 +1/2 I 带　　D. I 带 +A 带

10. 神经元中合成酶、神经递质的结构是 （　　）

A. 神经元纤维　　B. 嗜染质

C. 线粒体　　D. 高尔基复合体

11. 右淋巴管注入 （　　）

A. 胸导管　　B. 乳糜池

C. 右静脉角　　D. 左静脉角

12. 宫颈癌的好发部位是 （　　）

A. 子宫底　　B. 宫颈阴道部

C. 子宫峡　　D. 宫颈阴道上部

13. 下列结构属于腹膜外位器官的是 （　　）

A. 胃　　B. 肝

C. 肾　　D. 膀胱

14. 下列动脉为肌性动脉的是 （　　）

A. 大动脉　　B. 中动脉

C. 微动脉　　D. 中间微动脉

15. 下列结构不属眼球屈光系统的是 ( )

A. 巩膜 B. 房水

C. 晶状体 D. 玻璃体

16. 下列结构不属于膜迷路的是 ( )

A. 膜半规管 B. 耳蜗

C. 蜗管 D. 椭圆囊、球囊

17. 腺垂体嗜酸性细胞可分泌 ( )

A. 催乳素和促甲状腺激素 B. 生长激素和促甲状腺激素

C. 催乳素和生长激素 D. 促甲状腺激素和促性腺激素

18. 在子宫颈外 1 ~2 cm 处跨过输尿管的动脉是 ( )

A. 卵巢动脉 B. 子宫动脉

C. 闭孔动脉 D. 膀胱下动脉

19. 起于手背静脉网桡侧的浅静脉是 ( )

A. 贵要静脉 B. 肘正中静脉

C. 头静脉 D. 小隐静脉

20. 下列细胞可分泌胰岛素的是 ( )

A. A 细胞 B. B 细胞

C. D 细胞 D. PP 细胞

21. 颅内压增高时,常引起脑疝的部位是 ( )

A. 小脑蚓 B. 小脑中脚

C. 小脑扁桃体 D. 绒球

22. 缘上回位于 ( )

A. 额叶 B. 顶叶

C. 颞叶 D. 枕叶

23. 胼胝体属于 ( )

A. 连合纤维 B. 联络纤维

C. 投射纤维 D. 以上三项都正确

24. 下列神经受损可出现“猿手”的是 ( )

A. 正中神经 B. 尺神经

C. 桡神经 D. 肌皮神经

25. 致密斑的功能是 ( )

A. 感受近曲小管内 Na^+浓度的变化 B. 感受近曲小管内 K^+浓度的变化

C. 感受远曲小管内 Na^+浓度的变化 D. 感受远曲小管内 K^+浓度的变化

26. 鉴别腹股沟直疝与斜疝的标志是 ( )

A. 腹壁上动脉 B. 腹壁浅动脉

C. 旋髂浅动脉 D. 腹壁下动脉

27. 生长卵泡包括 ( )

A. 原始卵泡和初级卵泡

B. 初级卵泡和次级卵泡

C. 卵泡和原始卵泡

D. 卵泡和次级卵泡

28. 通常男性的结扎部位是 ( )

A. 输精管睾丸部

B. 输精管精索部

C. 输精管腹股沟管部

D. 输精管盆部

29. 右冠状动脉的分支不包括 ( )

A. 动脉圆锥支

B. 旋支

C. 后室间支

D. 左室后支

30. 胎膜的五种结构是 ( )

A. 绒毛膜、羊膜、卵黄囊、尿囊和蜕膜

B. 绒毛膜、羊膜、卵黄囊、尿囊和脐带

C. 绒毛膜、羊膜、卵黄囊、尿囊和胎盘

D. 绒毛膜、蜕膜、卵黄囊、尿囊和脐带

四、判断题(每题1分,共10分。对的记"T",错的记"F")

( )1. 联合腱由腹横肌下部肌束和腹内斜肌腱膜会合形成。

( )2. 复层鳞状上皮和变移上皮细胞层次与形态随器官功能状态的不同而变化。

( )3. 左主支气管较陡直、粗短,临床异物多坠入此管。

( )4. 男性直肠膀胱陷凹和女性直肠子宫陷凹是腹膜腔的最低位。

( )5. 掌浅弓由桡动脉末端和尺动脉掌浅支吻合而成。

( )6. 电镜下,尼氏体由滑面内质网和游离核糖体组成。

( )7. 维持子宫前倾的主要结构是子宫圆韧带。

( )8. 在月经周期的分泌期,卵巢皮质内有成熟卵泡形成。

( )9. "爪形手"主要是由于桡神经损伤所致。

( )10. 结扎甲状腺下动脉应贴紧甲状腺下极,以免损伤喉返神经。

五、问答题(共15分)

1. 说明子宫内膜的周期性变化特征及其与卵巢的关系。(本题7分)

2. 试述脑脊液的产生及其循环。(本题8分)

试 题 七

一、名词解释(每题 3 分,共 15 分)

1. 胆囊三角:
2. 肌节:
3. 卵圆窝:
4. 翼点:
5. 小肠绒毛:

二、填空题(每空 1 分,共 30 分)

1. 相邻的椎体之间借________、________和________连接。

2. 若组织结构被苏木精染成紫蓝色,则该组织具有________性;若组织结构被伊红染成红色,则该组织具有________性。

3. 网膜囊是位于________和________后方的扁窄间隙。当胃后壁穿孔时,胃内容物常局限于________内。

4. 神经元形态各异,但一般都由____________和____________两部分构成。

5. 肺下界在锁骨中线处平第______肋,在腋中线处平第______肋。

6. 肾的被膜由外向内依次是________、________和________。

7. 肺泡隔内具有吞噬功能的细胞是________,它吞噬灰尘后被称为_______细胞。

8. 输卵管由内侧向外侧依次可分为________、________、_______和________四部。卵子受精处通常在________部,结扎输卵管通常在________部进行,手术中识别输卵管的标志是________。

9. 主动脉弓从右向左的分支依次________、________和_______。

10. 胚泡的结构包括________、________和________。

三、单项选择题(每题 1 分,共 30 分)

1. 肱骨干中部骨折损伤桡神经后可出现 ( )

A. 爪形手
B. 猿手
C. 垂腕征
D. 臂不能外展

2. 动眼神经受损可出现　(　　)

A. 角膜反射消失　B. 瞳孔散大

C. 瞳孔缩小　D. 不能闭眼

3. 某患者左眼不能外展,右半身上下肢痉挛性瘫痪,由此推测该患者的病变位于　(　　)

A. 左侧延髓　B. 左侧脑桥

C. 左侧中脑　D. 右侧延髓

4. 下列关于骨骼肌纤维的描述,错误的是　(　　)

A. 有一个细胞核,位于细胞中央　B. 有多个细胞核,位于肌膜下

C. 肌纤维间有少量疏松结缔组织　D. 肌纤维表面有明暗相间的横纹

E. 肌纤维呈长圆柱状,无分支

5. 鉴别腹股沟斜疝和直疝的主要标志是　(　　)

A. 腹壁下动脉　B. 腹壁上动脉

C. 腹壁浅动脉　D. 腹股沟韧带

6. 胸腺小体位于　(　　)

A. 胸腺皮质和髓质　B. 胸腺皮质

C. 胸腺皮质和髓质交界处　D. 胸腺髓质

7. 甲状腺峡部位于　(　　)

A. 第4—6颈椎前方　B. 环状软骨前方

C. 第2—4气管软骨环前方　D. 甲状软骨前方

8. 下列关于肾上腺皮质的描述,错误的是　(　　)

A. 网状带位于皮质深面且最厚　B. 球状带位于皮质最表层

C. 束状带可分泌糖皮质激素　D. 网状带可分泌雄激素与少量雌激素

9. 外耳道外侧1/3为软骨部,其方向是朝向　(　　)

A. 内上方　B. 内下方

C. 内后上方　D. 内后下方

10. 肝门管区的结构不包括　(　　)

A. 小叶间动脉　B. 小叶间静脉

C. 胆小管　D. 小叶间结缔组织

11. 构成心底的结构是　(　　)

A. 左、右心房　B. 左、右心室

C. 左心房　D. 右心房

12. 下列动脉在体表摸不到搏动的是　(　　)

A. 桡动脉　B. 颞浅动脉

C. 足背动脉　D. 髂内动脉

13. 结扎子宫动脉时应防止损伤 （　　）

A. 输卵管　　B. 输尿管

C. 膀胱上动脉　　D. 膀胱下动脉

14. 胃癌细胞可转移到 （　　）

A. 右锁骨上淋巴结　　B. 左锁骨上淋巴结

C. 颈浅淋巴结　　D. 腋淋巴结

15. 下列关于精索的说法,正确的是 （　　）

A. 是一对输送精子的管道　　B. 起于附睾尾

C. 穿过腹股沟管　　D. 上端连于膀胱

16. 下列结构能防止子宫向下脱垂的是 （　　）

A. 子宫阔韧带　　B. 子宫圆韧带

C. 子宫主韧带　　D. 骶子宫韧带

17. 肺小叶是由下列管道的分支及所属肺泡构成的是 （　　）

A. 小支气管　　B. 细支气管

C. 终末细支气管　　D. 肺泡管

18. 下列结构属于肾髓质的是 （　　）

A. 肾柱　　B. 肾锥体

C. 肾窦　　D. 肾大盏

19. 组成表皮的两类细胞是 （　　）

A. 郎格汉斯细胞和角质形成细胞　　B. 郎格汉斯细胞和非角质形成细胞

C. 角质形成细胞和非角质形成细胞　　D. 角质形成细胞和黑素细胞

20. 上呼吸道最窄的部位是 （　　）

A. 鼻后孔　　B. 咽峡

C. 前庭裂　　D. 声门裂

21. 最不易引流的鼻旁窦是 （　　）

A. 上颌窦　　B. 额窦

C. 蝶窦　　D. 筛窦前中组

22. 胃溃疡的好发部位是 （　　）

A. 胃小弯　　B. 胃大弯

C. 贲门部　　D. 胃底

23. 手术中寻找空肠起端的最主要依据是 （　　）

A. 有系膜　　B. 管腔较大

C. 血供丰富　　D. 十二指肠悬肌

24. 粒黄体细胞可分泌 （　　）

A. 雌激素　　B. 孕激素

C. 孕激素与松弛素　　D. 雌激素与孕激素

25. 当臂上举、手掌向前时,下述描述正确的是 (　　)

A. 小指在拇指的外侧　　B. 腕关节在肘关节的上方

C. 手掌在腹侧,手背在背侧　　D. 肩关节处于旋位

26. 正常的植入部位不包括 (　　)

A. 子宫颈　　B. 子宫体

C. 子宫底　　D. 子宫底或子宫体

27. 在颅底内外面均可见到的结构是 (　　)

A. 茎、乳突　　B. 筛孔

C. 圆孔　　D. 卵圆孔

28. 三角肌的主要作用是 (　　)

A. 使臂外展　　B. 使臂内收

C. 使臂旋内　　D. 使臂旋外

29. 诱导神经管形成的结构是 (　　)

A. 原条　　B. 原结

C. 原凹　　D. 脊索

30. 既跨过膝关节又跨踝关节的肌是 (　　)

A. 胫骨前肌　　B. 胫骨后肌

C. 腓肠肌　　D. 腓骨短肌

四、判断题(每题1分,共10分。对的记"T",错的记"F")

(　　)1. 颅前窝筛板骨折时,血液及脑脊液可从鼻腔流出。

(　　)2. 在脊髓的第6—7胸节段处,是两条动脉吻合的过渡带,供血较差。

(　　)3. 垂体前叶就是腺垂体,垂体后叶就是神经垂体。

(　　)4. 心脏的瓣膜似阀门,正常时,顺血流开放,逆血流关闭。

(　　)5. 球旁细胞是由出球小动脉中膜平滑肌纤维特化成上皮样细胞而形成的。

(　　)6. 输尿管按行程分为三段,其中壁内段最长。

(　　)7. 环状软骨平对第4颈椎,是颈部的重要标志。

(　　)8. 胃幽门处环行平滑肌增厚形成幽门瓣,它可延缓胃内容物排空。

(　　)9. 在骨关节面上没有骨膜,取而代之的是一层关节软骨。

(　　)10. 从密绒毛膜与基蜕膜共同形成胎盘。

五、问答题(共15分)

1. 肾动脉内的代谢废物经肾到达膀胱的过程中经过了哪些结构(包括微细结构)?(6分)

2. 左、右主支气管在形态上有何差异?(3分)

3. 试述房水的产生部位、循环途径和作用。(6分)

试 题 八

一、名词解释(每题3分,共15分)

1. 椎间盘:
2. 咽峡:
3. 突触:
4. 滤过膜:
5. 海氏三角:

二、填空题(每空1分,共30分)

1. 大脑动脉环由______、______、______、______和______组成。

2. 上皮细胞的游离面有______和______两种特殊结构。

3. 胃蛋白酶原由胃底腺的______分泌,盐酸和内因子由______分泌。

4. 腹主动脉不成对的脏支有______、______和______。

5. 男性尿道全长有三个狭窄,即______、______和______;有三个扩大,即______、______和______。

6. 膀胱三角位于______内面,是由______口和______口之间的连线所围成的三角形区域,是结核和肿瘤的好发部位。

7. 临床上常将呼吸道分为______和______。前者包括______、______和______;后者包括______、______及其在肺内的各级分支。

8. 胎盘由______和______组成。

三、单项选择题(每题1分,共30分)

1. 下列仪态不符合解剖学姿势的是 ( )

A. 身体直立　　B. 两眼向前平视

C. 上肢垂直于躯干两侧　　D. 手掌向内

2. 下列纤维不属结缔组织间质纤维的是 ( )

A. 胶原纤维　　B. 神经元纤维

C. 网状纤维　　D. 弹性纤维

3. 颈椎最主要的特征结构是　（　　）
A. 椎体小　B. 椎孔较大,呈三角形
C. 棘突末端分叉　D. 有横突孔
4. 屈肘关节的肌主要是　（　　）
A. 三角肌　B. 喙肱肌
C. 肱二头肌　D. 肱桡肌
5. 鼻咽癌的好发部位是　（　　）
A. 咽扁桃体　B. 咽隐窝
C. 咽鼓管圆枕　D. 咽鼓管咽口
6. 女性腹膜腔的最低部位是　（　　）
A. 直肠膀胱陷凹　B. 膀胱子宫陷凹
C. 直肠子宫陷凹　D. 坐骨直肠窝
7. 骨骼肌的三联体是　（　　）
A. 由一横小管和一终池靠拢所形成的　B. 由两纵小管夹一终池所形成的
C. 由两终池夹一横小管所形成的　D. 由横小管夹一终池所形成的
8. 喉腔炎症时,易发生水肿的部位是　（　　）
A. 喉前庭　B. 喉中间腔
C. 喉室　D. 声门下腔
9. 下列有关血窦的描述,错误的是　（　　）
A. 是一种腔大而不规则的毛细血管　B. 内皮细胞间有较大的间隙
C. 多分布于肝、脾和骨髓等部位　D. 基膜连续而完整
10. 下列关于肾的位置的说法,正确的是　（　　）
A. 位于腹后壁上部、腹膜的前方　B. 肾门约平对第1腰椎
C. 成人的肾低于儿童的肾　D. 女性的肾高于男性的肾
11. 下列关于前列腺位置的叙述,正确的是　（　　）
A. 位于尿生殖膈的上方　B. 前面紧贴腹前壁
C. 底与直肠相邻　D. 尖与膀胱相接触
12. 下列结构不属于右心房的是　（　　）
A. 梳状肌　B. 节制索
C. 界嵴　D. 卵圆窝
E. 冠状窦口
13. 左室流入道与流出道的分界是　（　　）
A. 二尖瓣前叶　B. 二尖瓣后叶
C. 前乳头肌　D. 后乳头肌

14. 椎动脉发自 ( )

A. 颈外动脉 B. 锁骨下动脉

C. 头臂干 D. 颈总动脉

15. 肝小叶的结构不包括 ( )

A. 肝板 B. 肝血窦

C. 胆小管 D. 肝门管区

16. 胸导管不收集 ( )

A. 左颈干 B. 右颈干

C. 左腰干 D. 右腰干

17. 分泌肺泡表面活性物质的细胞是 ( )

A. Ⅰ型肺泡细胞 B. Ⅱ型肺泡细胞

C. 杯状细胞 D. 颗粒细胞

18. T细胞主要存在于淋巴结的部位是 ( )

A. 淋巴小结 B. 髓索

C. 副皮质区 D. 淋巴窦

19. 下列关于角膜的叙述,正确的是 ( )

A. 不是屈光系统 B. 无血管分布

C. 无感觉神经末梢 D. 是眼外膜的大部分

20. 前庭阶和鼓阶相通处是 ( )

A. 蜗孔 B. 蜗窗

C. 前庭窗 D. 乳突窦

21. 脊髓半横断损伤的表现是 ( )

A. 同侧粗触觉丧失 B. 对侧本体觉丧失

C. 同侧痛觉、温度觉丧失 D. 无以上表现

22. 放射冠是指 ( )

A. 卵泡壁最外层的卵泡细胞 B. 紧靠卵泡腔的一层卵泡细胞

C. 紧靠透明带的一层柱状卵泡细胞 D. 卵泡膜内层的结缔组织细胞

23. 下列传导束不属于锥体外系的是 ( )

A. 皮质红核脊髓束 B. 网状脊髓束

C. 皮质脊髓束 D. 顶盖脊髓束

E. 前庭脊髓束

24. 按功能不同,神经元可以分为 ( )

A. 运动神经元和感觉神经元 B. 胆碱能神经元和运动神经元

C. 感觉神经元和胆碱能神经元 D. 联络神经元、感觉神经元和运动神经元

25. 某患者腓骨颈外伤后,出现左足下垂伴内翻,足不能背屈,趾不能伸,行走时足尖下垂呈“跨阈步态”同时左小腿外侧和足背皮肤麻木,其原因可能是损伤了 ( )

A. 隐神经　　B. 腓总神经
C. 胫神经　　D. 腓深神经

26. 下列结构不参与脐带构成的是　（　　）
A. 脐血管　　B. 卵黄囊和尿囊
C. 体蒂　　D. 绒毛干

27. 腹股沟斜疝好发的原因是该部位缺乏　（　　）
A. 腹外斜肌腱膜　　B. 腹横筋膜
C. 腹膜　　D. 腹内斜肌和腹横肌

28. 如果阑尾炎患者右大腿过伸时疼痛加剧,则提示此种阑尾末端多处于　（　　）
A. 回肠后位　　B. 盲肠后位
C. 盲肠下位　　D. 回肠前位

29. 腮腺手术时,寻找面神经的标志是　（　　）
A. 颈内动脉　　B. 颞浅动脉
C. 上颌动脉　　D. 下颌后静脉

30. 与喉返神经关系密切的是　（　　）
A. 甲状腺上动脉　　B. 甲状腺上静脉
C. 甲状腺下动脉　　D. 甲状腺最下动脉

四、判断题(每题1分,共10分。对的记“T”,错的记“F”)

(　　)1. 尺骨茎突向外下方突出,而桡骨茎突向后内下突出。
(　　)2. 肝内的格林森系统由肝门静脉、肝固有动脉及肝管的各级分支组成。
(　　)3. 浆细胞来源于血液中的T淋巴细胞。
(　　)4. 肾的被膜由内向外依次是肾筋膜、脂肪囊、肾纤维膜。
(　　)5. 睾丸间质细胞是一种内分泌细胞,能合成、分泌雄激素。
(　　)6. 在颈总动脉分叉处后方有一扁椭圆形小体,叫颈动脉小球。它能感受血压的变化。
(　　)7. 甲状腺滤泡上皮细胞能够合成和分泌甲状腺素与降钙素。
(　　)8. 肱骨外科颈骨折时易损伤肌皮神经。
(　　)9. 腹前外侧壁浅筋膜深层为膜性层,叫康伯氏筋膜。
(　　)10. 损伤面神经颊支可致口角歪向患侧。

五、问答题(共15分)

1. 颅顶外伤骨折时,为什么骨折先从内板开始,且骨折范围较外板大?(3分)
2. 被覆上皮的共同特征有哪些?根据上皮细胞的形态与层次,被覆上皮分哪几种?(6分)
3. 简述鼻旁窦的名称及开口部位?临床上哪个鼻旁窦的炎症多见,为什么?(6分)

试 题 九

一、名词解释(每题3分,共15分)

1. 弓状线:
2. 闰盘:
3. 胰岛:
4. 膀胱三角:
5. 胆囊三角:

二、填空题(每空1分,共30分)

1. 大肠分为__________、__________、__________、__________和__________五部分。除__________、__________和__________外,另两部分大肠均有三种特征性结构,即__________、__________和__________。
2. 胆汁由__________产生,经__________、__________和__________进入胆囊贮存。
3. 脾实质可分为__________、__________和__________三部分。
4. 鼻旁窦包括__________、__________、__________和__________共四对。
5. 膜迷路包括__________、__________、__________和__________。
6. 视上核的细胞可合成和分泌__________,室旁核的细胞可合成和分泌__________。
7. 肾单位由__________和__________两部分构成。

三、单项选择题(每题1分,共30分)

1. 观察细胞内超微结构应选用 ( )

A. 荧光显微镜 B. 普通光学显微镜
C. 透射电镜 D. 电镜

2. 参与形成肋弓的是 ( )

A. 第6—10对肋软骨的前端 B. 第7—11对肋软骨的前端
C. 第8—10对肋软骨的前端 D. 第9—12对肋软骨的前端

3. 下列关于化学性突触的描述,错误的是 ( )

A. 是最常见的连接方式
B. 电镜下可见突触前膜、突触间隙和突触后膜三部分
C. 突触后膜上有特异性受体

D. 突触前膜和突触后膜之间有缝隙连接

4. 鼻咽癌的好发部位是 ( )

A. 咽扁桃体
B. 咽隐窝
C. 咽鼓管咽口
D. 梨状隐窝

5. 受抗原刺激后,淋巴结的某一部分可增殖形成淋巴小结,这一部分是 ( )

A. 浅层皮质
B. 副皮质区
C. 浅层皮质和副皮质区
D. 髓索

6. 胃肿瘤及胃溃疡的好发部位是 ( )

A. 胃小弯
B. 胃大弯
C. 贲门部
D. 胃底

7. 下列器官属于腹膜外位器官的是 ( )

A. 肝
B. 肾
C. 胃
D. 胆囊

8. 下列关于浆细胞的描述,错误的是 ( )

A. 细胞呈圆形或卵圆形
B. 细胞核圆形,常偏于细胞一侧
C. 胞质中含大量的滑面内质网
D. 可产生抗体,参与机体免疫应答

9. 女性腹膜腔的最低位在 ( )

A. 直肠膀胱陷凹
B. 膀胱子宫陷凹
C. 直肠子宫陷凹
D. 坐骨直肠窝

10. 下列软骨为成对喉软骨的是 ( )

A. 甲状软骨
B. 环状软骨
C. 杓状软骨
D. 会厌软骨

11. 下列关于膀胱的位置和毗邻的说法,正确的是 ( )

A. 成人膀胱空虚时位于小骨盆腔内
B. 女性膀胱的后面与直肠相邻
C. 充盈时膀胱尖不超过耻骨联合上缘
D. 男性膀胱的后面与前列腺相邻

12. 肺的气血屏障的组成不包括 ( )

A. 连续毛细血管内皮及基膜
B. Ⅱ型肺泡细胞及基膜
C. 两层基膜间的薄层结缔组织
D. 肺泡表面液体层

13. 鼻出血的好发部位是 ( )

A. 鼻中隔上部
B. 鼻中隔前下部
C. 鼻腔顶部
D. 鼻腔外侧壁下部

14. 某患者左眼向内侧斜视,右半身上下肢痉挛性瘫痪,由此推测该患者的病变位于 ( )

A. 左侧延髓
B. 右侧延髓
C. 左侧脑桥
D. 右侧脑桥

15. 肱骨中部骨折时易损伤 ( )

A. 尺神经 B. 正中神经

C. 腋神经 D. 桡神经

16. 接受直线变速运动刺激的是 ( )

A. 球囊斑 B. 壶腹嵴

C. 螺旋器 D. 球囊斑和椭圆囊斑

17. 肾上腺皮质球状带分泌的激素是 ( )

A. 性激素 B. 糖皮质激素

C. 盐皮质激素 D. 肾素

18. 右心房的结构不包括 ( )

A. 梳状肌 B. 节制索

C. 界嵴 D. 卵圆窝

19. 结扎子宫动脉时应防止损伤 ( )

A. 输卵管 B. 输尿管

C. 膀胱上动脉 D. 膀胱下动脉

20. 胃癌细胞可以转移到 ( )

A. 右锁骨上淋巴结 B. 左锁骨上淋巴结

C. 颈浅淋巴结 D. 左锁骨下淋巴结

21. 桡神经受损时可出现 ( )

A. 爪形手 B. 猿手

C. 垂腕征 D. 臂不能外展

22. 支配泪腺分泌的神经是 ( )

A. 面神经 B. 三叉神经

C. 舌咽神经 D. 迷走神经

23. 可使肩外展的肌是 ( )

A. 三角肌和胸大肌 B. 三角肌和冈上肌

C. 三角肌和冈下肌 D. 三角肌和大圆肌

24. 既可屈髋关节又可屈膝关节的肌是 ( )

A. 臀大肌 B. 臀中肌和臀小肌

C. 缝匠肌 D. 半腱肌和半膜肌

25. 促使子宫内膜进入分泌期的结构是 ( )

A. 成熟卵泡 B. 间质腺

C. 次级卵泡 D. 黄体

26. 手术中确认幽门的标志是 ( )

A. 角切迹 B. 幽门括约肌

C. 幽门前静脉 D. 幽门中间沟

27. 下列关于网膜囊的叙述,错误的是 ( )

A. 位于小网膜和胃的后方

B. 又叫小腹膜腔

C. 前壁为大网膜

D. 左壁为脾胃韧带和脾肾韧带

28. 上呼吸道最狭窄的部位是 ( )

A. 鼻后孔

B. 咽峡

C. 前庭裂

D. 声门裂

29. 瞳孔对光反射通路不经过 ( )

A. 动眼神经

B. 动眼神经副核

C. 视束

D. 视交叉

30. 脊髓半横断损伤的临床表现是 ( )

A. 同侧粗触觉丧失

B. 对侧本体觉丧失

C. 同侧温度觉丧

D. 同侧深感觉丧失

四、判断题(每题1分,共10分。对的记"T",错的记"F")

( )1. 正常张口时,下颌关节的下颌头连同关节盘一起滑到关节前方;当闭口时,又复位于下颌窝内。

( )2. 过敏反应与肥大细胞和嗜碱性粒细胞有关。

( )3. 危险三角是指从鼻根到两侧口角的三角形区域。

( )4. 肾的被膜从内向外依次是纤维囊、脂肪囊、肾筋膜。

( )5. 骨小梁是板层骨,由环骨板、骨单位和间骨板构成。

( )6. 在颈总动脉分叉处后方有一扁圆形小体,叫动脉小球,它能感受血压的变化。

( )7. 心脏内注射常在左侧第4肋间靠近胸骨左缘处进针,将药物注射到左心室。

( )8. 化脓性中耳炎侵犯鼓室内侧壁,可导致化脓性迷路炎或面神经损伤。

( )9. 自脊髓圆锥向下延为细长的有神经组织的结构叫终丝,它止于尾骨的背面。

( )10. 脊髓第5—9胸段侧角发出的节前纤维穿过相应的交感胸神经节,组成内脏大神经。

五、问答题(共15分)

1. 给成人从腰椎穿刺抽取脑脊液时,以什么结构作为定位标志?穿刺时由浅入深依次经过哪些结构才能达到蛛网膜下隙?(6分)

2. 试述脾白髓的光镜结构。(5分)

3. 试述房水的产生、循环途径和作用。(4分)

试题参考答案

试题一

题号	1	2	3	4	5	6	7	8	9	10	11	12	13	14	15	16	17	18	19	20
答案	A	B	E	B	A	A	C	C	A	D	D	A	C	C	C	A	B	E	D	B
题号	21	22	23	24	25	26	27	28	29	30	31	32	33	34	35	36	37	38	39	40
答案	D	C	D	C	B	A	C	B	A	C	A	B	E	C	D	A	C	B	D	A
题号	41	42	43	44	45	46	47	48	49	50	51	52	53	54	55	56	57	58	59	60
答案	C	C	E	B	C	E	E	A	D	B	A	D	A	B	B	D	A	A	C	A
题号	61	62	63	64	65	66	67	68	69	70	71	72	73	74	75	76	77	78	79	80
答案	A	A	D	D	E	C	C	C	D	C	B	B	B	B	B	C	C	A	B	B
题号	81	82	83	84	85	86	87	88	89	90	91	92	93	94	95	96	97	98	99	100
答案	B	B	C	D	A	B	A	A	B	B	B	C	C	C	D	C	A	B	D	A

试题二

题号	1	2	3	4	5	6	7	8	9	10	11	12	13	14	15	16	17	18	19	20
答案	A	C	C	B	A	C	A	E	D	E	A	E	B	D	C	A	B	D	C	B
题号	21	22	23	24	25	26	27	28	29	30	31	32	33	34	35	36	37	38	39	40
答案	A	C	B	E	D	A	C	E	E	A	A	B	B	D	C	B	C	B	A	E
题号	41	42	43	44	45	46	47	48	49	50	51	52	53	54	55	56	57	58	59	60
答案	C	D	C	E	B	D	A	B	C	E	A	C	C	B	A	B	B	D	D	B
题号	61	62	63	64	65	66	67	68	69	70	71	72	73	74	75	76	77	78	79	80
答案	C	A	B	A	D	D	C	D	D	C	D	B	B	C	A	A	A	C	D	B
题号	81	82	83	84	85	86	87	88	89	90	91	92	93	94	95	96	97	98	99	100
答案	A	C	C	D	C	B	B	B	B	C	A	B	B	A	C	D	A	B	D	B

试题三

一、名词解释

1. 髂结节:髂骨翼的上缘肥厚且呈弓形向上凸弯,称髂嵴。髂嵴的前、中 1/3 交界处向外侧的突出部分称髂结节。

2. 原动肌:指以主动收缩直接完成动作的肌肉。其中起主要作用的称主动肌,起辅助作用的称副动肌。

3. 反射弧:是执行反射的形态学基础,包括感受器、传入神经(感觉神经)、中枢、传出神经(运动神经)、效应器五个部分。

4. 椎管：是由游离椎骨的椎孔和骶骨的骶管与椎骨之间的骨连结共同连成的骨纤维性管道。椎管的上端通过枕骨大孔与颅腔相连，下达骶管裂孔而终。

二、填图题

1：第7颈椎(棘突)　2：第4胸椎(棘突)　3：第12胸椎(椎体)　4：第3腰椎(椎体)　5：骶骨　6：尾骨　7：脊髓丘脑束(或脊丘系)　8：三叉丘系　9：脊髓丘脑前束　10：脊髓丘脑侧束　11：三叉神经节　12：脊神经节　13：内囊上行纤维　14：中央后回(中部)

三、单项选择题

题号	1	2	3	4	5	6	7	8	9	10	11	12	13	14	15
答案	A	B	A	B	C	B	C	B	C	D	E	D	E	D	E
题号	16	17	18	19	20	21	22	23	24	25	26	27	28	29	30
答案	E	D	E	D	E	A	B	A	B	C	B	C	B	C	D

四、判断题

1. F　2. F　3. F　4. F　5. F　6. T　7. F　8. T　9. T　10. T　11. F　12. F　13. F　14. F

试题四

一、名词解释

1. 内皮：指分布于血管、心脏等处的单层扁平上皮。

2. 翼点：指由蝶骨、颞骨、额骨、顶骨四块骨交汇处所形成的“H”形骨缝。此处骨质菲薄，如果受到外力打击，易损伤血管，引起颅内血肿。

3. 麦氏点：指右髂前上棘与脐连线的中、外1/3交界处。它是阑尾根部的体表投影。

4. 牵涉痛：指内脏的病变引起体表某个部位疼痛或感觉过敏的现象。

二、单项选择题

题号	1	2	3	4	5	6	7	8	9	10	11	12	13	14
答案	D	D	C	D	D	A	B	A	B	A	C	D	C	B
题号	15	16	17	18	19	20	21	22	23	24	25	26	27	28
答案	A	C	D	C	C	A	C	A	D	D	C	A	B	C
题号	29	30	31	32	33	34	35	36	37	38	39	40		
答案	A	B	D	D	D	A	C	A	A	D	B	E		

三、配伍选择题

题号	1	2	3	4	5	6	7	8	9	10	11	12	13	14
答案	B	D	C	B	C	E	C	D	A	A	C	D	B	D
题号	15	16	17	18	19	20	21	22	23	24	25	26	27	28
答案	D	C	A	C	C	D	C	D	B	C	A	D	B	A
题号	29	30	31	32	33	34	35	36	37	38	39	40		
答案	B	D	B	B	D	A	B	C	A	C	A	B		

四、问答题

1. 肝门静脉→小叶间静脉→肝血窦→小叶下静脉→肝静脉→下腔静脉;肝固有动脉→小叶间动脉。

2. 应选择在第3—4腰椎或第4—5腰椎棘突间穿刺。因为该部位穿刺可进入终池,终池内无脊髓,穿刺安全;终池为蛛网膜下隙扩大的部位,含脑脊液较多,在此穿刺易抽取脑脊液。定位方法:两侧髂嵴最高点的连线平第4腰椎棘突。

试题五

一、名词解释

1. 肌节:指相邻两Z线之间的(2分)一段肌原纤维(1分)。

2. Vein:即静脉(1分),是将全身各毛细血管内的血液输送回心的血管(或接纳血液回心脏的血管)(2分)。

3. 神经节:指周围神经系统内(1分)由形态与功能相似的神经元胞体聚集而成的团块状结构(2分)。

4. 腹股沟三角:又叫海氏三角,居腹股沟区(1分),是由腹壁下动脉、腹直肌的外侧缘和腹股沟韧带内侧半所围成的三角形区域(2分)。

5. 胎盘:由胎儿的丛密绒毛膜(1分)和母体基蜕膜(1分)组成,能完成胎儿与母体之间的物质交换(1分)。

二、填空题

1. 膈肌　肋间外肌　肋间内肌(答案可颠倒顺序)
2. 突触前成分　突触间隙　突触后成分(答案可颠倒顺序)
3. 甲状软骨　环状软骨　会厌软骨　杓状软骨(答案可颠倒顺序)
4. 纤维囊　脂肪囊　肾筋膜
5. 盆腔　膀胱　直肠　前倾前屈
6. 原始卵泡　生长卵泡　成熟卵泡
7. 外侧沟、中央沟、顶枕沟
8. 幼年时甲状腺素分泌不足
9. 主
10. 上睑提肌(提上睑肌)　上直肌　上斜肌　下直肌　下斜肌(答案可颠倒顺序)

三、单项选择题

1. C　2. D　3. D　4. B　5. C　6. D　7. B　8. C　9. C　10. D　11. A　12. D　13. B　14. C　15. D　16. A　17. A　18. B　19. D　20. B　21. B　22. D　23. D　24. C　25. D　26. A　27. B　28. B　29. D　30. C

四、判断题

1. T　2. F　3. F　4. F　5. F　6. T　7. T　8. T　9. F　10. F

五、问答题

1. 口→咽→食管→胃→十二指肠→空肠→回肠→盲肠→升结肠→横结肠→降结肠→

乙状结肠→直肠→肛门。(每个结构名称0.5分)

2. 能释放组胺的细胞有肥大细胞与嗜碱性粒细胞(2分)。肥大细胞在光镜下呈圆形或卵圆形,核小而圆,胞质中充满粗大的异染颗粒(1.5分);电镜下可见胞质内含大量的粗面内质网、高尔基复合体和膜包颗粒(1.5分)。嗜碱性粒细胞在光镜下胞体呈球形,胞核不规则,呈分叶状或"S"形,胞质内充满大小不等、分布不均匀、被染成紫蓝色的颗粒(2分);电镜下可见颗粒为膜包颗粒,呈圆形或卵圆形,颗粒内充满更细小的微粒(1分)。

试题六

一、名词解释

1. 翼点:指位于颞窝的底壁上额、顶、颞、蝶四骨的交汇处所形成的"H"形骨缝(1分)。此处骨质菲薄,内有脑膜中动脉前支通过(1分),此处如受到外力打击,易伤及该动脉而造成颅内血肿(1分)。

2. 咽峡:由腭垂,腭帆游离缘,左、右腭舌弓及舌根围成(2分),是口腔与咽的分界处及狭窄通道(1分)。

3. 肺小叶:每个细支气管(2分)及其各级分支(0.5分)和所属肺泡(0.5分)构成肺小叶。

4. 危险三角:指鼻根至两侧口角间的三角形区域(1分)。此处的静脉无静脉瓣,若发生感染,病菌可经面静脉、内眦静脉、眼静脉到颅内海绵窦,亦可经面深静脉、翼静脉丛、眼下静脉到达海绵窦,从而引起颅内感染(2分)。

5. 三偏症:内囊是投射纤维高度集中的区域。此处(内囊膝、后肢)受损时,会导致对侧半身深、浅感觉障碍(1分)和对侧半身随意运动障碍(1分)与双眼对侧半视野偏盲(1分),即三偏症。

二、填空题

1. 微细　超微
2. 骨膜　骨质　骨髓
3. 额窦　蝶窦　上颌窦
4. 肋间内肌　肋间外肌　食管裂孔　腔静脉孔　主动脉裂孔
5. 上颌第二磨牙颊黏膜处　舌下襞　舌下阜　舌下阜
6. 连续性毛细血管　有孔毛细血管　血窦
7. 睾丸　前列腺部　膜部
8. 肾小体　肾小管
9. 豆状核　屏状核　苍白球
10. 颈内动脉　大脑后动脉

三、单项选择题

1. D　2. C　3. D　4. B　5. C　6. A　7. A　8. C　9. C　10. B　11. C　12. B　13. C　14. B　15. A　16. B　17. C　18. B　19. C　20. B　21. C　22. B　23. A　24. C　25. C　26. D　27. B　28. B　29. B　30. B

四、判断题

1. F 2. F 3. F 4. T 5. F 6. F 7. T 8. F 9. F 10. F

五、问答题

1. 子宫内膜的周期性变化称月经周期(0.5 分)。月经周期分为月经期、增生期和分泌期(0.5 分)。

① 月经期:子宫内膜剥脱,出血(1 分)。此时卵巢处于黄体退化期,雌激素和孕激素分泌减少,使子宫内膜螺旋动脉收缩,造成子宫内膜功能层缺血坏死、剥脱。后螺旋动脉突然扩张,使细血管充血以致破裂(1 分)。

② 增生期:子宫内膜增厚,子宫腺增长、弯曲,螺旋动脉也增长、弯曲(1 分)。此期卵巢处于卵泡期,有大量卵泡的发育,雌激素逐渐增多,作用于子宫内膜所致(1 分)。

③ 分泌期:子宫内膜进一步增厚,子宫腺更长、更弯曲,有分泌物,螺旋动脉更长、更弯曲(1 分)。此时卵巢处于黄体期,由大量雌激素、孕激素分泌作用于子宫内膜所致(1 分)。

2. 侧脑室脉络丛产生脑脊液→室间孔(1 分)→第三脑室(1 分)→第四脑室(1 分)→正中孔、外侧孔(1 分)→小脑延髓池(1 分)→蛛网膜下隙(1 分)→蛛网膜粒→上矢状窦(1 分)→颈内静脉(1 分)。

试题七

一、名词解释

1. 由胆囊管、肝总管和肝的脏面围成的三角形区域叫胆囊三角(1 分)。多数人的胆囊动脉在此三角内,从胆囊颈内缘行至胆囊(1 分)。因此,该三角是胆囊手术中寻找胆囊动脉的标志(1 分)。

2. 相邻两个 Z 线之间(1 分)的肌原纤维(1 分),称肌节。肌节是肌原纤维的结构和功能单位(1 分)。

3. 在右心房的后内侧壁的下部有一卵圆形的浅凹,叫卵圆窝(2 分)。卵圆窝是胎儿卵圆孔闭锁后的遗迹(1 分)。

4. 翼点位于颞窝的底壁上额、顶、颞、蝶四骨会合处(1 分)。此区骨质较薄,内有脑膜中动脉通过(1 分),此处骨折时,易损伤该血管,引起颅内血肿(1 分)。

5. 由小肠黏膜的上皮(0.5 分)和固有层(0.5 分)向肠腔面隆起形成的指状突起(1 分),称小肠绒毛。小肠绒毛可以增加小肠的功能面积(1 分)。

二、填空题

1. 前纵韧带　后纵韧带　椎间盘(顺序可颠倒)

2. 嗜碱　嗜酸

3. 小网膜　胃　网膜囊

4. 胞体　突起

5. 6　8

6. 肾筋膜　脂肪囊　纤维囊(顺序不可颠倒)

7. 巨噬细胞　尘

8. 子宫部　输卵管峡　输卵管壶腹　输卵管漏斗　输卵管壶腹　输卵管峡　输卵管伞

9. 头臂干　左颈总动脉　左锁骨下动脉

10. 滋养层　内细胞群　胚泡腔

三、单项选择题

1. C　2. B　3. B　4. A　5. A　6. D　7. C　8. A　9. C　10. C　11. A　12. D　13. B　14. B　15. C　16. C　17. B　18. B　19. C　20. D　21. A　22. A　23. D　24. D　25. C　26. D　27. D　28. A　29. D　30. C

四、判断题

1. T　2. F　3. F　4. T　5. F　6. F　7. F　8. F　9. T　10. T

五、问答题

1. 肾动脉→叶间动脉→小叶间动脉→弓形动脉→入球小动脉(1 分)→毛细血管内皮(1 分)→基膜(1 分)→足细胞裂孔膜(1 分)→肾小囊腔(1 分)→肾小盏→肾大盏(1 分)→肾盂→输尿管(1 分)→膀胱。

2. 左主支气管细而长,走行较水平(1.5 分);右主支气管短而粗,走行较垂直(1.5 分)。

3. 房水由睫状体产生(1 分),自眼后房→瞳孔→眼前房→经虹膜角膜角入巩膜静脉窦→眼静脉(3 分)。房水有屈光、营养角膜和晶状体及维持眼内压的作用(2 分)。

试题八

一、名词解释

1. 连接相邻两个椎体之间的纤维软骨盘被称为椎间盘(1 分)。它由周围的纤维环和中央的髓核组成(1 分),坚韧而富有弹性,有承受压力和缓冲震荡的作用(1 分)。

2. 由腭垂、腭帆游离缘、左右腭舌弓及舌根围成咽峡(2 分)。咽峡是口腔与咽的狭窄通道及分界标志(1 分)。

3. 神经元之间或神经元(2 分)和效应细胞之间(1 分)的接触部位,称突触(1 分)。

4. 血浆从血管球的毛细血管渗入肾小囊内形成原尿,必须通过毛细血管的内皮(1 分)、基膜(1 分)和足细胞裂孔膜(1 分),这三层结构组成滤过膜,亦称滤过屏障。

5. 海氏三角又称腹股沟三角,由腹直肌外侧缘、腹股沟韧带和腹壁下动脉围成(2 分)。该三角是腹部疝气的好发部位(1 分)。

二、填空题

1. 大脑前动脉　前交通动脉　颈内动脉　后交通动脉　大脑后动脉

2. 微绒毛　纤毛(二者可颠倒顺序)

3. 主细胞　壁细胞

4. 腹腔干　肠系膜上动脉　肠系膜下动脉(三者可颠倒顺序)

5. 尿道内口　膜部　尿道外口　前列腺部　尿道球部　尿道舟状窝(前三者或后三者均可颠倒顺序)

6. 膀胱底　两输尿管　尿道内(后二者可颠倒顺序)

7. 上呼吸道　下呼吸道　鼻　咽　喉　气管　主支气管(1—2、3—5、6—7 空可颠倒顺序)

8. 胎儿丛密绒毛膜　母体基蜕膜(二者可颠倒顺序)

三、单项选择题

1. D 2. B 3. D 4. C 5. B 6. C 7. C 8. D 9. D 10. B 11. A 12. B 13. A 14. B 15. D 16. B 17. B 18. C 19. B 20. A 21. D 22. C 23. C 24. D 25. B 26. B 27. D 28. A 29. D 30. C

四、判断题

1. F 2. T 3. F 4. F 5. T 6. F 7. F 8. F 9. F 10. F

五、问答题

1. 由于颅顶骨的外板较内板厚,所承受的张力也大于内板,因此,颅顶骨外伤所致骨折多先从内板开始,且骨折范围较大。(3 分)

2. 被覆上皮的共同特征有:(1)细胞多,间质少(1 分);(2)上皮细胞呈极性分布,有游离面和基底面之分(1 分);(3)上皮组织无血管,其营养来自深部结缔组织的毛细血管(1 分)。

根据上皮细胞形态和层次,被覆上皮分为单层扁平上皮、单层立方上皮、单层柱状上皮、假复层纤毛柱状上皮、角化的复层扁平上皮、非角化的复层扁平上皮、变移上皮共 7 种(3 分)。

3. 鼻旁窦包括额窦、筛窦、蝶窦及上颌窦(1 分)。其中上颌窦、额窦和前、中筛窦开口于中鼻道,后筛窦开口于上鼻道,蝶窦开口于蝶筛隐窝(3 分)。由于上颌窦窦腔较大,开口在窦底的上方,发生炎症时,分泌物难以引流排出,故上颌窦炎症多见(2 分)。

试题九

一、名词解释

1. 腹直肌鞘后层在脐下 4 ~ 5 cm 处以下缺如,其凹向下的游离下缘叫弓状线,又称半环线(2 分)。此线以下腹直肌后面直接与腹横筋膜相贴(1 分)。

2. 相邻两心肌细胞间的连接结构称作闰盘,闰盘位于 Z 线水平(1 分)。闰盘连接的横向部分为中间连接和桥粒,纵向部分为缝隙连接,能传递冲动,使心肌产生同步收缩(2 分)。

3. 胰腺的内分泌部称为胰岛(1 分)。它是由内分泌细胞组成的细胞团,散在于胰腺的外分泌部之间(2 分)。

4. 位于膀胱底内面,左、右输尿管口和尿道内口三者连线之间的三角形区域,称为膀胱三角(2 分)。此区缺乏黏膜下层。无论膀胱充盈或空虚,该区黏膜平滑无皱襞,是结核和肿瘤的好发部位(1 分)。

5. 由胆囊管、肝总管和肝的脏面围成的三角形区域,叫胆囊三角(1 分)。多数人的胆囊动脉在此三角内,从胆囊颈内缘行至胆囊(1 分)。因此,该三角是胆囊手术中寻找胆囊动脉的标志(1 分)。

二、填空题

1. 盲肠 结肠 阑尾 直肠 肛管 直肠 阑尾 肛管 肠脂垂 结肠袋 结肠带
2. 肝细胞 肝左右管 肝总管 胆囊管
3. 白髓 红髓 边缘区
4. 额窦 上颌窦 筛窦 蝶窦
5. 膜半规管 椭圆囊 球囊 蜗管
6. 抗利尿激素(血管加压素) 催产素
7. 肾小体 肾小管

三、单项选择题

1. C 2. C 3. D 4. B 5. A 6. A 7. B 8. C 9. C 10. C 11. A 12. B 13. B 14. C 15. D 16. D 17. C 18. B 19. B 20. B 21. C 22. A 23. B 24. C 25. D 26. C 27. C 28. D 29. A 30. D

四、判断题

1. F 2. T 3. T 4. T 5. F 6. F 7. F 8. T 9. F 10. T

五、问答题

1. 给成人从腰椎穿刺抽取脑脊液时,以两侧髂嵴最高点之间的连线平对第4腰椎棘突作为定位标志(2分)。由浅入深依次经过皮肤(0.5分)、皮下组织(0.5分)、棘上韧带(0.5分)、棘间韧带(0.5分)、黄韧带(0.5分)、硬膜外隙(0.5分)、硬脊膜(0.5分)到达蛛网膜下隙(0.5分)。

2. 脾白髓是构成脾的一部分,由密集的淋巴组织构成(1分),包括下列两种不同的形态:

(1) 动脉周围淋巴鞘:中间是中央动脉,鞘内有T细胞,是脾的胸腺依赖区(2分)。

(2) 淋巴小结:中央有生发中心,是B细胞的增殖场所(2分)。

3. 房水由睫状体产生(1分),自眼后房经瞳孔入眼前房(1分),然后由虹膜角入巩膜静脉窦,最后汇入眼静脉(1分)。房水有屈光、营养角膜和晶状体以及维持眼内压的作用(1分)。